R.T. COOPER, M.D.

KREBS UND KREBSSYMPTOME

DR. FORTIER-BERNOVILLE
UND A.H. GRIMMER, M.D.

DIE HOMÖOPATHISCHE BEHANDLUNG VON KREBS

Schriftenreihe der
Clemens von Bönninghausen - Akademie
Band 17

KREBS UND KREBSSYMPTOME

Hauptsächliche Behandlung mit Arborivitalarzneien

von R.T. Cooper, M.D.

Autor von „Papers on Arborivital Medicin“ (Hahnemannian Monthly, Philadelphia); „The Problems of Homoeopathy Solved“; „Vascular Deafness“; „Lectures on Diseases of the Ear“ usw.

Mit erläuternden Fallbeispielen

Übersetzung: Karl-Heinz Reinke

DIE HOMÖOPATHISCHE BEHANDLUNG VON KREBS

von Dr. Fortier-Bernoville und A.H. Grimmer, M.D.

Übersetzung: Antje Tippett

Verlag Müller & Steinicke München

unveränderter Nachdruck 2007, 2011, 2013, 2014

ISBN 978-3-87569-126-9

Druck: EOS-Druck, St. Ottilien

Geleitwort

In diesem Band kommen zwei unterschiedliche Vorgehensweisen der Homöopathie zu Wort.

Der zum *Burnett*-Kreis gehörende *Dr. R.T. Cooper* stellt im ersten Teil seine „Arborivitalmethode" vor. Sie scheint auf den ersten Blick etwas Fremdartiges innerhalb der Homöopathie zu sein, aber beim genaueren Studium zeigt sich, dass sie homöopathisches Urgestein ist - Homöopathie im wahrsten Sinne dieses Wortes. Man muss dabei nur wissen, dass es sich bei den Fällen, die *Dr. Cooper* mit seiner Arborivitalmethode anging, um „verselbständigte Prozesse" handelte.

Normalerweise wird ja im lebenden Organismus alles - bis zum letzten Mikrobaustein - von der *Lebenskraft* (= „informative Energie") gesteuert. Darum sind Erkrankungen bestimmter Teile des Organismus nur Resultate, Folgen, von Entgleisungen der energetischen *Lebenskraft*, die durch die Fehlinformationen seitens der entgleisten *Lebenskraft* hervorgerufen werden. Um sie wieder aufzuheben und zu heilen, muss man also auf die *Lebenskraft* einwirken und dort die Quelle der Fehlinformationen löschen („löschen" ist ein Spezialausdruck *Hahnemanns* für diesen Vorgang!). Dies kann durch ein Simile oder Simillimum geschehen, das in der Lage ist, eine höchstähnliche Kunstkrankheit zu erzeugen, denn bei höchstähnlichen Krankheiten löscht die stärkere die schwächere, wobei - nach *Hahnemann* - die arzneiliche Kunstkrankheit die stärkere ist. Im allgemeinen funktioniert dieses Vorgehen ausgezeichnet, sofern es gelingt, das Simile oder Simillimum zu finden.

Nur in seltenen Fällen versagt diese Methode. Dabei handelt es sich dann immer um Gewebsveränderungen oder -Zerstörungen, die im Endstadium gemischter chronischer Miasmen auftreten können. Ganz besonders gehören dazu die Bildung, das Wachstum und die Aussaat von Tumoren. Hierbei kann man es erleben, dass selbst das genaueste Simillimum die Tumoren nicht via *Lebenskraft* beeinflusst, als hätte die *Lebenskraft* ihre Befehlsgewalt und Oberherrschaft über sie verloren. Es ist, als würde sich dieses unnormale Wachstum außerhalb des Einflussbereichs der Lebenskraft abspielen. In einem solchen Fall reden wir von einem „verselbständigten Prozess“ oder einem „einseitig destruktiven Zustand“.

Cooper und *Burnett* zeigten nun, dass es auch dabei immer noch homöopathische Möglichkeiten gibt, auf ein solches Wachstum heilend oder bessernd einzuwirken. Kurz gesagt: man muss zu diesem Zweck nicht ein Simile für den Patienten finden, um auf ihn insgesamt einzuwirken, sondern ein unmittelbares Simile für das unnormale Wachstum selbst. Die *Lokalisation* des Wachstumsvorgangs und die *Toxikologie* des zu findenden Simile spielen dabei die entscheidende Rolle für die Mittelfindung. *Cooper* hat dafür völlig eigenständig seine Arborivitalmethode entwickelt, die ihn befähigte, Tumoren ganz leicht - wie er selber sagt - zu beeinflussen. Sein großes Problem war dann nur die Eliminierung der Zerfallsprodukte des Tumors.

Diese „unmittelbare“ Homöopathie, die - sozusagen - an der Lebenskraft vorbei auf den Tumor wirkt, und die ihre Homöopathizität aus der Lokalisation und dem Vorgang des Wachstums selbst findet, ist so auch zum Teil von *Burnett* praktiziert worden, was man in seinem Buch „Die Heilbarkeit von Tumoren durch Arzneimittel“ (Band 3 der *Schriftenreihe der Clemens von Bönninghausen-Akademie für Homöopathik*) nachlesen kann. Und man wird beim Studium beider Schriften sehen, dass es sich dabei um eine echte und legale Urform der Homöopathie handelt. Allerdings sind die spezielle Herstellung der Arzneien und ihre Verabreichung in Einzeltropfen der Urtinktur *Coopers* ureigenste Ideen.

Der Leser muss darauf hingewiesen werden, dass man *Coopers* Abhandlung nur dann wirklich verstehen wird, wenn man sie mehrmals in aller Ruhe gelesen hat.

Bei *Fortier-Bernovilles* Abhandlung und *Grimmers* Mittelübersicht (*Grimmer* war ein unmittelbarer *Kent*-Schüler!) befinden wir uns wieder im Raum der üblichen Homöopathie. Wir erleben dabei - etwa eine Generation nach *Kent* - das Suchen der Klassischen Homöopathen nach gangbaren Wegen bei der Tumorbehandlung mit. Und wir sehen, dass sie wohl einiges von *Burnett*, *Clarke* und *Cooper* gelernt haben, dass sie aber weder den Gedanken des „verselbständigten Prozesses“ und dessen spezieller Behandlung noch die Konsequenz der Ideen *Coopers* und *Burnetts* übernommen haben. Trotzdem sind natürlich beide Referate außerordentlich interessant, weil man bei dem Thema „Tumorbehandlung“ nie genug Wissen und Überblick haben kann.

Beide Manuskripte haben bis heute noch nichts von ihrer Aktualität eingebüßt, und sie regen unzweifelhaft zum Nachdenken in viele Richtungen an.

Oktober 1995 *Gerhard Risch*

KREBS UND KREBSSYMPTOME

Hauptsächliche Behandlung mit Arborivitalarzneien

von R.T. Cooper, M.D.
Autor von „Papers on Arborivital Medicin“ (Hahnemannian Monthly, Philadelphia); „The Problems of Homoeopathy Solved“; „Vascular Deafness“; „Lectures on Diseases of the Ear“ usw.

Mit erläuternden Fallbeispielen

Übersetzung: Karl-Heinz Reinke

Von vielen Gesichtspunkten aus betrachtet ist die Krebsbehandlung eine besonders schmerzhafte Angelegenheit.

Sollten die Früchte ausgiebiger Überlegungen zu diesem Thema hier zu vereinfacht dargestellt werden, so seien als Entschuldigung die Wichtigkeit für die Allgemeinheit, die fortwährend zunehmenden Ausmaße des Übels sowie vor allem die Macht der verbrieften Rechte, die einen Fortschritt verhindern, vorgebracht.

Herbert Snow, M. D., in „Cancerous and other Tumours".

Vorwort

Ich habe das von mir vorgeschlagene System zur besseren Untersuchung der heilenden Wirkung von Pflanzenheilmitteln „Arborivital" genannt, wobei ich von der Tatsache ausgehe, dass diese Heilwirkung eine natürliche Eigenschaft von lebenden Pflanzen ist, eine Wahrheit, die bis jetzt von medizinischen Wissenschaftlern überhaupt nicht anerkannt wird.

Ob die Existenz einer solchen Kraft von *Hahnemann* angenommen wurde oder nicht, kann man unmöglich sagen, aber sicher ist, dass er einzelnen Tropfen einer pflanzlichen Arznei eine zu starke Wirkung zusprach, wenn sie von den Symptomen her der Krankheit entsprach. Dass diese einzelnen Tropfen - die Einheit der Arborivitaldosis - nicht zu stark bei der Anwendung bei malignen Erkrankungen sind, wird ausführlich in diesem kleinen Werk gezeigt.

In der Tat ist es nicht möglich, irgendeinen vernünftigen Einwand gegen die Anwendung dieser Gaben bei geeigneten Fällen geltend zu machen.

Demnach besteht keinesfalls die Absicht, ein neues medizinisches System einzuführen; zwischen der Idee, die durch diesen Begriff vermittelt wird, und einem System zur besseren Durchführung der Erforschung von Wirkungen einer begrenzten Gruppe von Arzneimitteln auf eine bestimmte Klasse von Erkrankungen, muss ein sehr großer Unterschied gemacht werden.

Zugestandenermaßen waren meine Forschungen - im Gegensatz zu dem Ergebnis und der Entwicklung von *Hahnemanns* Ideen - in keinster Weise auf die Förderung oder Unterstützung von existierenden medizinischen Systemen gerichtet.

Alles, worauf ich Anspruch erhebe, ist eine ehrliche und praktische Untersuchung der heilenden Wirkungen bestimmter arzneilicher Stoffe auf bis jetzt als unheilbar geltende Krankheiten mit völlig zufriedenstellenden Ergebnissen, was ich mir selbst nicht ohne Stolz eingestehe.

Mein Standpunkt wird, selbst auf die Gefahr einer erneuten Wiederholung, wahrscheinlich durch einen Verweis auf die folgenden Briefe, die als Leitartikel in der Zeitung „Invention“ veröffentlicht wurden, sowie die darauf eingegangene Korrespondenz, besser verstanden werden.

(Nachdruck aus der „Invention“ vom 5. November 1898):

„ARBORIVITALMEDIZIN“

An den Herausgeber von „Invention“

Sehr geehrter Herr,

der Versuch, jedem Ihrer Korrespondenten zu antworten, würde zu sehr den Platz in Ihrer Zeitung und meine eigene Zeit in Anspruch nehmen. Es wird ausreichen, auf die Erfordernisse der modernen Medizin hinzuweisen, und dann können Ihre Leser urteilen, ob ich diesen Erfordernissen gerecht werde.

Die moderne Medizin war bislang erfolglos und benötigt deshalb mehr als alles andere die Kraft, eine anhaltende Erkrankung beim Menschen zu beheben. Mit einer anhaltenden Erkrankung meine ich eine Erkrankung mit der Tendenz, im Körper fortzubestehen, in der Tat eine chronische Erkrankung, die im allgemeinen anhaltend das gesamte System untergräbt und den Tod der Gewebe verursacht. Dass es unmöglich ist, eine chronische Krankheit durch die uns gewöhnlich zur Verfügung stehenden Mittel loszuwerden, würde sich leicht beweisen lassen, wenn es Zeit und Raum hier zulassen würden. Es geht hier nicht um das Können, eine akute oder entzündliche Krankheit zu einem erfolgreichen Abschluss zu bringen, da dies zu einem leidlichen Stand von Perfektion gebracht wurde, und da diese Form von Krankheit, allgemein gesagt, sowieso die natürliche Tendenz zur Genesung hat. Wenn dies also die Lage ist, dann stellt sich die Frage: Müssen wir in das Labor des Chemikers oder in das Labor der Natur schauen, wenn wir solche Formen von Krankheit auflösen wollen?

Ohne darüber zu diskutieren möchte ich sagen, dass ich direkt zur Natur gehe und von den natürlichen Kräften meine Heilmittel erhalte. Ein Freund, der mir die Korrespondenz Ihrer Ausgabe vom 22. Oktober vorlas, fragte mich, wie um alles in der Welt ich auf all die Einwände antworten könne. „Ganz einfach“, antwortete ich, „indem ich auf sehr gewöhnliche und alltägliche Fakten verweise.“ Zufällig stand neben uns eine Begonie in einem Blumentopf. Ich zeigte auf diese Pflanze, die für mich Beweis einer ***Kraft*** *war, und zwar einer sehr starken Kraft. Ich sagte: „Sieh dir ihre Blätter und Stiele an“, sagte ich, „und betrachte die Schönheit ih-*

rer Formen und Farben ihrer einzelnen Teile. Diese Pflanze ist aus einem Samenkorn entstanden, oder, wenn du so willst, aus einem Keim, der in eine günstige Umgebung gesetzt wurde - in einen für sie geeigneten Boden. ***Die Wirkung der Kraft des Keimes hing von den Bedingungen ab, denen er ausgesetzt war.*** *Das kann man nicht leugnen. Und nun", sagte ich, „wende dich von Mutter Erde deinem eigenen Körper zu. Nimm einmal an, du hast einen großen Tumor. Dieser entstand durch einen Keim, der in deinem Körper günstige Bedingungen für seine Entwicklung fand; er repräsentiert, wie die Pflanze, das Ergebnis einer Wachstumskraft.*
Wenn ich nun einen lebenden Teil der Pflanze nehme und ihn in deinen Körper einbringe, wird es ganz einfach von den Bedingungen abhängen, ob dieser Teil ein eigenständiges Wachstum zeigen wird oder nicht, und der Erweis dieses Vorganges wird in der Modifikation oder Auflösung des bereits existierenden Wachstums - des Tumors - liegen. Zu behaupten, dass der Teil, den ich in deinen Körper eingebracht habe, nicht eine solche Wirkung haben kann, ist genauso absurd wie zu behaupten, dass das Partikel, das der Gärtner in den Boden gebracht hat, als Resultat nicht die Begonienpflanze hat; allein durch Beobachtung wissen wir, dass aus dem so gesetzten Keim oder Samen eine Begonie hervorgehen kann." Wenn man diesen Gedankengang ausführt, kann die Möglichkeit, Krankheiten - chronische und anhaltende Krankheiten - zu beseitigen, nicht in Frage gestellt werden. Es ist meine Sache zu bestimmen, ob ich mit den Bedingungen ausreichend vertraut bin, unter denen mein Keim oder Samen zu wachsen beginnt, und dies muss ich, mit allem Respekt gegenüber Ihren Lesern, für mich selbst beurteilen. Was ich demnach eigentlich zu tun hatte, war nicht, Keime zu vernichten, sondern aus einem Studium der Lebensgesetze eine direktere und wirkungsvollere Methode zu entwickeln, mit chronischen Krankheiten fertig zu werden.
Sollten Ihre Leser weitere Informationen wünschen, werde ich Ihnen gerne eine Kopie meiner Schrift „Problems of Homoeopathy Solved" zusenden. Zur praktischen Veranschaulichung des Systems können sie mit einem frankierten Rückumschlag an Mr. Murreil, Elm Lodge, Feltham, Middlesex, schreiben, der vor drei Monaten nach Meinung der ihn behandelnden Ärzte im Sterben lag, nachdem er in der Krebsklinik operiert worden war.

Mit freundlichen Grüßen

Robert T. Cooper. M. A., M. D. *1. November 1898*

(Nachdruck aus der Zeitschrift „Invention" vom 3. Dezember 1898)

„ARBORIVITALARZNEI"

An den Herausgeber der Zeitschrift „Invention"

Sehr geehrter Herr,

es ehrt mich, dass Ihr Korrespondent, Mr. Tatham, meine These akzeptiert, dass das **Desideratum** *in der Medizin darin besteht, chronische Krankheiten wirksam zu zerstreuen.*
Diese These steht so außer Frage, dass sie, wie er meint, „keines Kommentars bedarf". Es soll jedoch bei dieser befriedigenden Übereinstimmung keineswegs bleiben, da er fortfährt, mich dahingehend zu kritisieren, die Erregertheorie „schrecklich vernachlässigt" zu haben. Wenn man bedenkt, dass uns die Erregertheorie keine zufriedenstellende Behandlungsmethode bei chronischen Erkrankungen gebracht hat, kann ich nicht verstehen, was diese Theorie mit dem eigentlichen Problem zu tun hat; hätte er meinen Brief sorgfältig gelesen, so hätte er gesehen, dass diese Frage für mich ausdrücklich außerhalb des Rahmens der gegenwärtigen Diskussion steht.
Mr. Tatham geht davon aus, ich sei der Auffassung, dass, wenn man eine Form von Keimen in einer bestimmten Umgebung aussetzt, dieses zu einem bestimmten Resultat führt und eine völlig verschiedenartige Form von Keimen in einer anderen Umgebung notwendigerweise ein morphologisch ähnliches Resultat bewirkt, oder, wie er es ausdrückt, „dass das Einbringen eines lebenden Partikels (einer Begonie) in einen Körper das Wachstum einer Begonie bewirkt!" Dies wird jedoch mit Sicherheit meinen Beobachtungen an Keimen nicht gerecht.
Mr. Tatham, wie übrigens auch einige andere Ihrer Korrespondenten, scheint der Auffassung zu sein, dass jeglicher Fortschritt in der Behandlung von chronischen Krankheiten genau in der Art und Weise eintreten muss, wie er es erwartet. Ich möchte Sie als Herausgeber der Zeitschrift „Invention" hier einmal fragen, ob Sie schon jemals von einem großen Fortschritt gehört haben, der durch eine blinde Unterwürfigkeit an vor

herrschenden Denkschemata erzielt wurde? Allein die bloße Vorstellung ist absurd.

Soll es zu einem Fortschritt in der Medizin, wie auch in anderen Wissenszweigen kommen, so müssen wir die ausgetretenen Pfade verlassen und uns der Wahrscheinlichkeit öffnen, die Wahrheit in ganz unerwarteten Richtungen zu finden.

Dies wird jedoch nicht nur auf Widerstand wegen des Abweichens von gewohnten Betrachtungsweisen der vorgefassten Meinungen der Menschheit treffen, sondern vielmehr auch auf einen viel ernsteren Widerstand, sollte dies gegen die vorherrschenden kommerziellen Interessen verstoßen.

Wie stark diese etablierten Interessen sind, wird offensichtlich, wenn ich Ihnen sage, dass es im ganzen Land nicht eine professionelle medizinische Zeitschrift gibt, die bereit wäre, einen Fall von mir zu veröffentlichen, wenn dieser mit einer Einzelgabe behandelt wurde, ganz egal, wie erfolgreich das Resultat auch gewesen sein mag. Eine Zeitschrift, die ***Homoeopathic World****, stellt da sicherlich eine Ausnahme dar, ist aber eine ausgesprochen populärwissenschaftliche Zeitschrift.*

Sogar die ***Monthly Homoeopathic Review****, für die ich seit etwa fünfundzwanzig Jahren Beiträge schreibe, nimmt jetzt keinen Artikel von mir an, wenn es sich um einen Fall handelt, den ich mit einer Einzelgabe eines Pflanzenheilmittels kuriert habe, obgleich sie einen Artikel drucken würde, wenn es dabei um eine Behandlung mit sukzessiven Gaben eines Millionsten Teiles des gleichen Tropfen gehen würde! Dieses Verhalten ist dem Teil eines Berufsstandes angenehm, der Verschwiegenheit mit Ausschluss bestraft! Man lehnt es ab, Ihre Fakten zu veröffentlichen, wenn sie unangenehm sind, und entzieht Ihnen die Priesterwürde, wenn Sie Informationen zurückhalten.*

Dass die Behandlung chronischer Krankheiten durch Einzelgaben einer Arznei nicht Neues ist, kann man leicht aufzeigen; ***Hahnemann****, und ich denke ohne eine einzige Ausnahme alle seine wirklich prominenten Verfechter von damals und heute, bestanden auf der absoluten Notwendigkeit der Verabreichung von Einzelgaben bei bestimmten schwierigen Fällen. Unter den früheren Verfechtern darf ich namentlich die Doktoren* ***Curie, John Epps, David Wilson, Dr. Hilbers jun****. aus Brighton;* ***Constantin Hering, Jahr****, etc. erwähnen, und zu den gegenwärtigen zählen die erst-*

klassigen homöopathischen Ärzte in London, ***Dr. Compton Burnett,*** *Wimpole Street W. und Finsbury Circus;* ***Dr. J. H. Clarke****, Clarges Street, Piccadilly und Cornhill;* ***Dr. Skinner, Dr. Berridge*** *und viele andere.*

Die Vorurteile der Menschheit bestehen in der Tat so stark zugunsten von kontinuierlichen Gaben bei jeglicher Art von Krankheit, dass man es für notwendig erachtete, Placebos zwischen den wirklichen Arzneien zu geben. Deshalb ist es eine Tatsache, dass Tausende von Patienten mit Einzelgaben behandelt wurden, ohne es zu wissen! Ich überlasse es dem Urteil Ihrer Leser, ob es besser ist, die Öffentlichkeit über die wahre Situation im Unklaren zu lassen, oder ihr die Wahrheit zu erklären und sie zu ***beweisen****. Eins ist jedoch ganz sicher, wenn die Homöopathen glauben, dass sie die Wahrheit im Zeitalter der Aufklärung unterdrücken können, dann haben sie sich schwer getäuscht. Dass* ***Hahnemann*** *die Einzelgabe als einen wesentlichen Teil seines Systems betrachtete und nicht versuchte, sie zu verstehen, geht aus seinen Fußnoten der Seiten 155 -156, Band I, seines Buches „Chronic Diseases“ hervor, das 1845 in New York veröffentlicht wurde: „Meine Lehren“, sagte* ***Hahnemann*** *in Bezug auf die Größe und Wiederholung von Arzneimittelgaben, „werden über Jahre selbst von der Mehrzahl der homöopathischen Ärzte angezweifelt werden. „ Und er fährt fort: „Meine Behauptung ist jedoch nicht solcher Art, dass sie verstanden werden sollte, noch sollte sie blindlings geglaubt werden. Niemand ist daran gebunden, sie entweder zu verstehen oder zu glauben: Ich (****Hahnemann****) verstehe sie nicht, aber die Fakten sprechen für sich.“ Die Behauptung, von der hier die Rede ist, beinhaltet, dass man das sorgfältig ausgewählte Arzneimittel so lange wirken lassen sollte, bis seine Wirksamkeit zum Erliegen gekommen ist, sowie dass die Gaben in der Lage sein sollten, auf hartnäckige Krankheiten zwei oder drei oder sogar vierzig bis fünfzig Tage lang einzuwirken.*

Ich versichere, nichts anderes getan zu haben, als eine einleuchtende Erklärung, die zu einem Verständnis dieser als wahr erkannten Tatsache führt, zu geben und mich darauf zu beschränken, was ***Hahnemann*** *und viele seiner Anhänger als eine zu starke Gabe angesehen haben, nämlich einen einzelnen Tropfen eines Pflanzensaftes.*

All diese Theorie sinkt jedoch im Vergleich mit der praktischen Erfahrung ins Bedeutungslose. Ihr Korrespondent, Mr. Tatham, der die Wahrheit so stark für sich in Anspruch nimmt, hat sich nicht die Mühe gemacht,

den Fall, den ich Ihren Lesern präsentiert habe, zu untersuchen - ich spreche von dem Tumor, der in der Krebsklinik in Brompton operiert wurde.
Ohne Ihre Leser langweilen zu wollen, werde ich 1.) eine Kopie des Attestes des Arztes beifügen, der den Patienten nach seiner Entlassung aus der Krebsklinik behandelt hat und 2.) eine Kopie des Briefes des Patienten, den er mir geschrieben hat, nachdem er Shepherd's Bush verlassen hat. Bitte beachten Sie besonders die Datierung und erinnern Sie sich daran, dass ich diesen Patienten das erste Mal am 22. Juli gesehen habe und er vor dem 28. Juli noch keine Einzelgaben bekam.

1.) 19. Juli 1898

„Hiermit bestätige ich, dass Mr. George A. Murreil, 33 Richmond Road, Shepherd's Bush, den ich während des letzten halben Jahres wegen seines Leidens an einem Tumor in der Nähe des Magenpförtners behandelt habe, völlig arbeitsunfähig ist.

Unterschrift M. D., M.R.C.S., L.R.C.P."

(Der Name wurde aus verständlichen Gründen ausgelassen.)

2.) „Elm Lodge, Feltham, Middlesex, den 14. Oktober 1989

Sehr geehrter Herr Dr. Cooper,

ich freue mich, Ihnen mitteilen zu können, dass Ihre Medizin die gewünschte Wirkung gezeigt hat. Ich spüre nichts mehr von den alten Beschwerden, außer dass ich mich immer noch ein bisschen schwach fühle. Mein Appetit ist ausgezeichnet, es ist in der Tat so, dass ich nicht genug zu essen bekommen kann. Ich hoffe, dies wird auch weiterhin so bleiben, und ich werde bald wieder zu Kräften gekommen sein, um einige Dinge tun zu können, auf die ich schon ganz begierig bin. Das einzige, wovor ich Angst habe, ist der Winter, auf der anderen Seite habe ich mich seit fast zwanzig Jahren nicht mehr so wohl gefühlt. Ich bekomme nach den Mahlzeiten weder Schmerzen, so wie es für gewöhnlich der Fall war, noch leide ich an irgendwelchen Verdauungsstörungen, alles scheint in bester Ordnung mit mir zu sein, und ich bin stets hungrig. Ich muss mich nicht übergeben und schlafe nachts ziemlich gut. Ich danke Ihnen nochmals für Ihre Freundlichkeit und verbleibe mit den besten Wünschen

George A. Murrell"

Wenn dies nicht meinen Standpunkt bekräftigt, dann kann es nichts anderes.

Mit freundlichen Grüßen

Robert T. Cooper *29. November 1898*

Bei den verwendeten Heilmitteln handelt es sich um Tinkturen, die an Ort und Stelle aus den lebenden Pflanzen unter Verwendung von Normalweingeist zum Zwecke der Erhaltung der den Pflanzen innewohnenden Eigenschaften gewonnen werden.
Einige meiner Tinkturen (keine von jenen, die in diesem Buch verwendet wurden) werden hergestellt, indem man den Weingeist mit der lebenden Pflanze in Berührung kommen lässt - der noch an der Pflanze hängende Zweig wird in den Weingeist eingetaucht und während des Eingetauchtseins dem Sonnenlicht ausgesetzt - ***heliosteniert***, wie ich es bezeichne.

Wie offensichtlich feindlich sich unser gegenwärtiges Steuersystem gegenüber dem Fortschritt in der medizinischen Wissenschaft verhält, wird einem klar, wenn man bedenkt, dass der Erfolg von Bier und der von Medizin weitgehend mit dem selben Maßstab gemessen wird - an der konsumierten Menge und dem anfallenden Gewinn; daher kann ich keine günstige Aufnahme bei einigen Stellen für diesen neuen Anfang erwarten. In den höheren Sphären des Denkens - in denen sich zum Beispiel Ärzte bewegen sollten - erhoffe ich allerdings eine günstige Aufnahme dafür; die einzige Betrachtungsweise des Arztes sollte der Sieg über die Krankheit sein, und es ist es nicht wert, in diesem unserem kurzen Leben etwas anderes im Sinn zu haben.
Es ist völlig richtig, dass weder von mir noch von irgendeiner anderen Autorität ein Allheilmittel für alle Arten von Krebs oder auch für irgendeine Form einer anderen Krankheit entdeckt wurde. Aber ich behaupte: was für andere Krankheiten richtig ist, stimmt auch für Krebs, und deswegen sollte jeder Fall einzeln betrachtet werden und einem ganz individuellen Studium unterworfen sein, mit dem Blick nicht nur auf die Festlegung der Namen gerichtet, sondern vielmehr auf die Auswahl des angezeigten Mittels; denn weil es offensichtlich ist, dass es nicht nur ein Mittel für alle Arten von Krebs gibt, ist es genauso richtig, dass es viele Mittel für die zahllosen Arten von bösartigen Erkrankungen gibt.
Ich bin mir bewusst, dass in den von mir berichteten Fällen die Indikationen, aufgrund derer ich bestimmte Arzneimittel verschrieb, nicht ausreichend erscheinen mögen. Aber wo vieles notwendigerweise instinktiv geschieht und nicht ausreichend bewiesen ist, ist es besser, Erklärungen hinauszuzögern, bis die Gründe für diese Wahl weniger zweifelhaft sind und einleuchtende Erklärungen zulassen.
Dass jedes Arzneimittel, das als Heilmittel für eine bestimmte Krankheit anerkannt ist, auf seine Fähigkeit geprüft werden muss, eine Krankheit zu erzeugen, die der ersteren in jeder Einzelheit ähnlich ist, ist einfach hinderlicher Unsinn. Hinderlich deswegen, weil keine Arzneimittel jemals natürliche Krankheiten erzeugt haben.
Arzneimittel erzeugen zweifellos Symptome, die denen gleichen, die bei allen Krankheiten vorhanden sind, und es steht außer Frage, dass solche Symptome Signaturen oder Zeichen darstellen, durch die die Verschreibung von Arzneimitteln genauer und ungleich erfolgreicher erfolgen kann.

Der Versuch, ein Mittel zu finden, dessen Eigenschaften und pathogenetische Größe in jedem Fall erwiesenermaßen mit der vorliegenden Krankheit übereinstimmen, muss fehlschlagen; denn heutzutage gilt, dass nicht allein die Symptome, die durch das Mittel beim Gesunden erzeugt werden, mit denen der zu behandelnden Krankheit übereinstimmen müssen, sondern auch, dass die Gabe, die in der Lage ist, den Gesunden zu beeinträchtigen, genau die sein muss, die im Krankheitsfalle vonnöten ist. So kommen wir dann mit Macht zu einer allopathischen Dosierung, doch das ist auf jeden Fall unvereinbar mit den Tatsachen.

Der Versuch, alle Eigenschaften in Arzneien, die noch nicht durch den Berufsstand in bezug auf grobe pathologische Veränderungen geprüft worden sind, zu ignorieren, bedeutet für uns eine unnötige Beschränkung unserer heilkräftigen Maßnahmen; die Erzeugung von Symptomen allein gibt uns unfehlbare Indikationen, wenn diese charakteristisch für die zu behandelnde Krankheit sind.

Bei Krebserkrankungen, wie auch bei allen anderen Krankheiten, müssen wir uns prinzipiell von den Symptomen leiten lassen. Der Erfolg der Behandlung wird im gleichen Maße von der Wiederholung wie auch von der Wahl des Heilmittels abhängen. Dies ist eine der wichtigen Lehren dieses Buches.

18, Wimpole Street, W.

Inhalt

KREBS UND KREBSSYMPTOME

KAPITEL I

Arborivitalmedizin: ihre Bedeutung - Die Notwendigkeit, die Wirkung von Einzelgaben zu untersuchen - Arzneimittel wirken über einen langen Zeitraum - Besondere Zubereitung von pflanzlichen Arzneimitteln nicht unbedingt notwendig - Medizinische Ausbildung nicht in Übereinstimmung mit der Natur - Leichtes Einwirken auf Krebs; Erklärung - Veranschaulichender Fall - Krebs im Vergleich mit chronischer Taubheit und anderen chronischen Krankheiten - Ein Fall von Morbus Hodgkin: Was man daraus lernen kann.

In einer Reihe von Abhandlungen, die im *Hahnemannian Monthly*, Philadelphia, veröffentlicht worden sind, habe ich ein System zur besseren Überprüfung von medizinischen Substanzen, insbesondere von Pflanzenheilmitteln, skizziert, die ich Arborivitalarznei nannte.

Die Idee, die dieser Lehre zugrunde hegt, ist die, dass, wenn man die Wirkungen von Pflanzenmitteln und ihren Einfluss auf chronische Krankheitsformen entdecken will, es absolut notwendig ist, *de novo* anzufangen, und zwar nicht allein die Wirkungen von Einzelarzneien zu untersuchen, wie *Hahnemann* es getan hat, sondern vielmehr die Einzelgaben dieser Arzneien; ich habe des weiteren ausgeführt, dass ich bei der Untersuchung der Wirkungen dieser Einzelgaben eine den Pflanzen innewohnende Kraft entdeckt habe, die von *Hahnmann* seltsamerweise vernachlässigt worden war und die aufgrund einer Kraft in jeder Beziehung ähnlich wie eine keimende Kraft im menschlichen Körper wirkt.

Wie allgemein bekannt ist, sprach *Hahnemann* seiner besonderen Zubereitung der Heilmittel - den mineralischen wie pflanzlichen Substanzen - die Eigenschaft zu, länger im menschlichen Körper zu verbleiben und eine weitaus längere Zeit zu wirken als vorher angenommen worden war. Solch eine Fähigkeit sprach er seinen Verdünnungen und Verreibungen zu, er behauptete jedoch nicht - und wenn doch, dann hat keiner seiner Anhänger diese Behauptung seither wiederholt -, dass, abgesehen von dieser künstlichen Zubereitung, Substanzen diese Fähigkeit besitzen können.

Hahnemanns eigene Aussagen zu diesem Thema sind zugegebenermaßen nicht sehr klar, und eine langatmige Diskussion hierüber wäre nicht wünschenswert.

Meine Meinung ist - kurz gesagt - die, dass es in lebenden Pflanzen eine Kraft gibt, die, wendet man sie in Übereinstimmung mit den Gesetzen des Lebens bei Krankheiten an, ihr Fortschreiten aufhält und sogar ihre Auflösung bewirkt. Außerdem bin ich der Meinung, dass, während für mineralische Substanzen künstliche Zubereitungen, Verdünnungen und Verrentungen notwendig sind, um solch eine Kraft besser demonstrieren zu können, diese für den Beweis der Existenz einer entsprechenden Kraft in Pflanzenheilmitteln nicht nötig sind. Dieser besagten Kraft gab ich den Namen „arborivital", und der aus ihr resultierenden Wirkung „Arborivitalwirkung".

Ich scheue mich nicht, nachdrücklich zu erklären, dass die gesamte medizinische Ausbildung in jeder Beziehung unnatürlich ist und dass aufgrund dieser Tatsache die Leute, die als unsere besten medizinischen Praktiker gelten, wenig oder gar nichts über die Wirkungen unserer gewöhnlichsten Pflanzen wissen; und weiterhin behaupte ich, dass einige der Formen von chronischen Krankheiten, auf die man ganz leicht einwirken kann, wie z. B. auf die verschiedenen Arten von Krebs, aus genau den Gründen in diesem Zeitalter der Aufklärung auf der Liste der ungeheilten und unheilbaren Krankheiten[1] geblieben sind.

1 Die Ausbildung zum praktischen Arzt ist absurder als sich die Öffentlichkeit vorstellen kann.
In früheren Zeiten hatte der junge Student noch einige Gelegenheit, sich mit seinem Beruf vertraut zu machen, indem er mit praktischer Arbeit anfing und Lehrling oder Assistent bei einem erfahrenen praktischen Arzt wurde. Hier hatte er Gelegenheit, die Routinepflichten eines arbeitenden Mitgliedes dieses Berufsstandes kennenzulernen.
Heute ist das alles anders. Der Medizinalrat verbietet dem Studenten jegliche praktische Arbeit, bis er qualifiziert ist.
Um sich zu qualifizieren, muss der Student zwei Jahre lang Anatomie und die Materia Medica studieren, bevor es ihm erlaubt ist, einen Puls zu fühlen, eine Zunge anzusehen oder eine Arznei zu verabreichen.
Nach diesen zwei Jahren, und bevor er jemals einen Blick auf einen Patienten geworfen hat, wird der Student geprüft. Worin? In Materia Medica! Mit anderen Worten: in seinem Wissen über Wirkungen und Dosierungen von Arzneien.

Wie oft hört man alte, erfahrene Mediziner behaupten, sie glaubten nicht an die Wirkungen der Arzneien. Wenn man bedenkt, dass diese ehrenwerten Herren ihr ganzes Leben lang leidende Menschen mit Arzneien vollgestopft haben, ist dies mehr als absurd.

Wenn dieselben Mediziner die Wirkungsweise unserer gewöhnlichen Pflanzen untersuchen müssten und bei ihren Verschreibungen auf Einzelgaben und chronische und nicht-akute Krankheitsfälle beschränkt bleiben würden, zögere ich keinen Augenblick zu behaupten, dass sie, und das ist sicher, entweder am Beginn ihrer Karriere stehenbleiben oder den Beweis ihrer beruflichen Fähigkeiten durch wertvolle Beobachtungen erbringen würden. Es ist eine Tatsache, dass die Untersuchung von Pflanzenarzneien äußerst simpel und risikolos ist, wenn wir uns nur auf Einzelgaben und chronische Krankheiten beschränken.

Ferner ist es auch eine Tatsache, dass sie von allen Formen chronischer Erkrankungen, worauf gerade hingewiesen wurde, am leichtesten auf Tu-

---

Habe ich Dosierungen gesagt? Ja, die Dosierungen, d. h. die größte Menge einer *Arznei*, die man verabreichen kann, ohne den Patienten zu vergiften.

Wenn der gewissenhafte junge Student es wagen sollte, irgend eine Menge unter oder über der vorgegebenen vorzuschlagen, wird er sogleich an seine Studien zurückverbannt, zur Bereicherung der Ärztekammer und zur Vernichtung seines Gespürs für die Richtigkeit der Dinge.

Noch schlimmer ergeht es jedoch dem Aspiranten, der sich ein Wissen über die Homöopathie aneignet. Wenn er fünf oder sechs Jahre, die den besten Teil seiner voraussichtlichen dreißig Jahre Berufsleben ausmachen, mit der Indoktrinierung in die Mysterien der Allopathie verbracht hat und ihm von erlauchten qualifizierten Personen erklärt wird, er habe nun ausreichend Wissen, um mit der Verantwortung, die bei der Behandlung von Krankheiten nötig ist, umzugehen, obwohl er noch nicht einen einzigen Fall selbst behandelt hat, dann erst - aber nicht vorher - kann er von seiner persönlichen Beurteilung Gebrauch machen und sich der modernen Medizin widmen.

Hier ist jedoch jedem kleinen Stolz, den er darüber spüren mag, sich in seiner beruflichen Karriere soweit erfolgreich bewährt zu haben, ein heftiger Schock vorherbestimmt.

Kaum hat er als Student das London Homoeopathic Hospital betreten, wird ihm die Information gewährt, dass in diesen heiligen Hallen niemend außer einem Mitglied der Britischen Homöopathischen Gesellschaft eine Zunge betrachten oder einen Puls fühlen darf; Glaube geht vor Überzeugung und muss auf der Tatsache von unsichtbaren Dingen beruhen. Und dies ist die Methode, die von einer sich reformierenden Körperschaft angenommen wurde, um die Erleuchtung der kommenden Generation über Hahnemanns Lehre zu sichern. Über solche Dinge können wir uns wirklich nur wundern.

moren, insbesondere auf innere, einwirken, seien sie kanzerös oder andersartig. Es ist Gegenstand dieses Pamphlets, diese letzten zwei Behauptungen zu bekräftigen.

Bevor ich fortfahre, möchte ich die Behauptung veranschaulichen, dass auf die inneren kanzerösen Tumoren leicht eingewirkt werden kann.

Eine Dame fragte mich, ob ich den Fall einer armen Frau übernehmen würde, die an Krebs litt, bei der die rechte Niere vor ungefähr achtzehn Monaten entfernt worden war, und bei der der Krebs wieder an der Operationsstelle und um die Blase herum aufgetreten war.

Ohne die Patientin gesehen zu haben und aufgrund meiner Erfahrung in solchen Fällen, antwortete ich, dass es aller Wahrscheinlichkeit nach bei ihr einen großen kanzerösen Tumor gäbe und dass, wenn dem so sei, man höchstwahrscheinlich günstig darauf einwirken könne, und folglich die Krankheit sofort zu einem Ende kommen würde, sobald sie eine Gabe des angezeigten Arzneimittels einnehmen würde. Die Patientin wird deshalb, fuhr ich fort, wahrscheinlich Angst haben und die Behandlung abbrechen.

Die Antwort der Dame war bezeichnend: „Es gibt nicht den leisesten Grund für die arme Frau, Angst zu haben, da sie nun unter dem Einfluss von Morphium steht und sie von allen Ärzten, die sie gesehen haben, aufgegeben wurde.“ Am 10. Februar 1899 schickte ich ihr eine Gabe eines einfachen Arzneimittels - *Crocus sativus* - und am 14. kam ihre Tochter zu mir, um zu erfahren, was man tun solle, da ihre Mutter, obwohl sie vorher an Verstopfung gelitten hatte, am Tag nach der Arzneimittelgabe eine äußerst heftige Diarrhöe bekommen hatte; sogar ihr Essen schied sie unmittelbar nach der Aufnahme wieder aus, und sie fühlte sich im beängstigenden Maße bedrückt und schwach.
Ich erkannte, dass sich dies alles völlig durch das Herausströmen der Krankheit erklären ließ, und ordnete einfach an, große Mengen heißen Wassers schlückchenweise zu trinken und die Morphingaben so weit wie möglich zu unterlassen.

Es ist wirklich offensichtlich, dass dies, wie bei einer Vielzahl von Fällen, mich völlig dazu berechtigt zu behaupten, dass die Behandlung von inneren Krebsleiden einen befriedigenderen Beweis für die Wirkungsweise von innerer Medikation zulässt, als es bei anderen chronischen Erkrankungen der Fall ist. Nimmt man z. B. chronische Taubheit - vasculär bedingte Taubheit[2] - oder eine chronische Psoriasis oder eine lang andauernde Hautkrankheit, dann ist es bei keiner Art dieser Erkrankungen möglich, so befriedigend weder dem Patienten noch dem Arzt zu demonstrieren, dass die innere Medikation wirkt, wie es bei dem obigen Beispiel gezeigt wurde.

Bei allen Formen chronischer Krankheiten kann man dieselbe *Kraft* in den Organismus bringen, und sie kann von Anfang an arbeiten, sogar der Beweis ihrer Wirkung ist bei Krebs sofort sichtbar, während sie bei anderen für Wochen oder sogar Monate nicht demonstriert werden kann. Ist das unverständlich? Bei einem solchen Zustand wie bei einem kanzerösen Tumor haben wir Myriaden von Keimen, die sich in einem Körperteil ansammeln, wobei dieser Eingriff der Natur, die immer erhaltend wirkt, das Leben des Individuums dadurch schützt und verlängert, dass sie diese Keime veranlasst, sich in einem Körperteil zu sammeln, anstatt dem giftigen Einfluss zu erlauben, durch Ausbreitung über die verschiedenen Strukturen des menschlichen Körpers die vollständige Herrschaft über den Körper zu erlangen.

Wenn dies der Fall ist, wird die Wirkung des angezeigten Arzneimittels proportional zum Umfang der Ansammlung von Keimen und der Mühelosigkeit sein, mit der darauf eingewirkt werden kann.

Wenn man dann auf die ignorante und abergläubische Idee kommt, dass es eine gewisse Proportion zwischen der Menge des Krankheitsmaterials und der Größe und Virulenz des heilenden Agens geben muss, dann ist jeder Versuch, die Krankheit zu heilen, schlicht hoffnungslos. Denn ist es nicht

2 Dies sind vom Autor verwendete Bezeichnungen für die gebräuchlichste Form chronischer Taubheit, deren ursprüngliche Läsion eine diffuse Vaskulitis mit ihren Folgen, die Verdickung und Versteifung der Mukösen Membran (nach Toynbee) oder der proliferative Katarrh (nach Roosa) sein kann. *Vide* „Vascular Deafness", Bailiiere, Tindali und Cox, London 1886.

offensichtlich, dass, wenn eine große Menge solch einer Substanz notwendigerweise mit einer entsprechenden Kraftmenge verbunden ist, solch eine Kraft, wenn sie Ähnlichkeitsbeziehung zu der Krankheit hat, so groß sein wird, dass sie eine schnelle Auflösung des erkrankten Gewebes bewirkt und so dazu führt, den Patienten zu vergiften?

Wird also in solch einem Fall wie dem obigen, wo die Gaben - auch wenn sie klein sind - zu häufig wiederholt werden, die Wirkung dieselbe sein, und wird die zu schnelle Auflösung des erkrankten Gewebes nicht nur giftig auf das Leben des umliegenden Gewebes, sondern auch auf das des Patienten wirken, der auf diese Weise schnell infiziert wird?

Dass Arzneien - einfache Pflanzenheilmittel - diese Formen von Krankheit auf solche Art und Weise beeinflussen können, ist nicht nur reine Theorie; mein Wissen darüber bekam ich durch eine bewusste klinische Beobachtung über einen Zeitraum von mehr als dreißig Jahren. Es ist einfach eine Sache der Ähnlichkeit, es ist nicht eine Sache der Menge der Substanz.

Man sagt, dass der Samen einer Steckrübe (*Brassica Rapa*) sein Volumen in der Erde siebzehn Millionen Mal vervielfacht, wobei die resultierende Wirkung in keiner Weise der ursprünglichen Größe des Samens entspricht, sondern der Beziehung, die zwischen dem Erdboden und dem Keim oder Samen, der dort eingepflanzt wurde, besteht.

In dem Fall von Krebs, von dem hier die Rede ist, ist der Beweis einer Wirkung, die aus der Dosis einer Arznei entsteht, fast genauso stark wie bei der Steckrübe, die aus dem anfänglichen Samen entsteht. Die Kraft ist nicht zu leugnen, sie ist stark, und die Wissenschaft, die solch eine Kraft zur Verfügung hat, sollte Mittel und Wege finden, sie wirksam zu nutzen, d. h. wirksam zu heilenden Zwecken.

Wo kein Beweis zur Verfügung steht, außer dem, den der obige Fall liefert, würde dies allein die vorhergehende Aussage bestätigen, dass Krebserkrankungen - und besonders innere - leicht behandelt werden können.

Aber kann man diese Kraft, die so stark im Zerstören von krankem Gewebe ist, für heilende Zwecke nutzbar machen? Bei dem Fall, auf den ich mich beziehe, erstreckte sich eine riesige Krebsgeschwulst von dicht unterhalb der Leber bis zum Becken der rechten Seite, die an der Operationsstelle „reif wurde und zu ulzerieren drohte. Eine Patientin, deren Körper so voll von kanzerösem Gewebe ist und der nur eine einzige Niere geblieben ist, nachdem der Operateur seine Arbeit getan hatte, wird sich unter diesen Umständen kaum erholen; aber dass bei ihr etwas bewirkt wurde, und zwar heilsam bewirkt wurde, ist offensichtlich auf Grund der Tatsache, dass die Schmerzen sich in Charakter und Schwere geändert haben - von stechenden, schießenden zu dumpfen und ziehenden Schmerzen - und auf Grund der Tatsache, dass die Patientin nicht länger Morphium gegen ihre Schmerzen verlangt und gut schlafen kann. Obwohl, wie ich notiere, vierzehn Tage vergangen sind, seit die Patientin die Gabe einer sehr einfachen Arznei - *Juniperus communis* - auf Grund der Polyurie genommen hat, die existierte, bevor der Krebs entdeckt wurde, bat sie mich, bis auf weiteres keine weitere Gabe zu bekommen; und sie hat absolut recht. Die in Gang gesetzte Wirkung ist heilsam, aber sie wird von größeren Veränderungen begleitet als die arme Patientin bequem ertragen kann. Man muss warten, bis ihre Heftigkeit nachlässt, bevor eine Wiederholung solcher Wirkungen sicher ertragen werden kann.

Der darauffolgende Verlauf der Krankheit war charakteristisch. Der Patientin ging es gut, und sie war schmerzfrei bis ich ihr am 3. September eine Gabe *Silphium perfoliatum* verabreichte. Zum Zeitpunkt der Einnahme des Mittels ging es ihr deutlich gut, die Schwellung, die gefährlich gegen die Brust zu drücken drohte, hatte nachgelassen, die Verfassung hätte als bemerkenswert ruhig angesehen werden können, es gab keinerlei Veränderungen.

Unmittelbar nach der Gabe setzte ein nagender Schmerz in der Schwellung ein, sie bekam Verstopfung, die Narbe der entfernten Niere begann sich zu entzünden, und nach vier oder fünf Tagen wurde eine Absonderung festgestellt. Diese Absonderung wurde laufend stärker, bis sich eine große Öffnung bildete, aus der eine große Menge klarer Flüssigkeit Tag und Nacht von Ende September bis zum darauffolgenden 11. Dezember herausströmte. In der Nacht des 10. Dezembers war sie so frei von Schmerzen und Leiden, dass ihre Tochter, die sie die ganze Zeit unaufhörlich gepflegt hatte, sie mit der großen Hoffnung verließ, dass die Ruhe der Mutter ungestört bleiben würde. Am frühen Morgen (gegen 2.00 Uhr) setzte jedoch eine Schwäche ein und nach ungefähr einer Stunde starb sie friedlich und fröhlich und ohne eine Spur von Schmerz.

Was bedeutet das alles? Es bedeutet, dass die Lebenskräfte durch das Ausleiten der Krankheit, das Herausströmen, das durch die einzige Gabe von Silphium vom 3. September verursacht wurde, aufgebraucht worden waren. Dieses Herausströmen wäre bei einer kleineren Menge kanzerösen Gewebes *heilend* gewesen; dass dies zweifellos *natürlich* war, wird durch die Abwesenheit von Schmerzen, die Schrumpfung der kanzerösen Masse, die sehr deutlich war, und die allgemeine Besserung der Verfassung der Patientin während dieser Zeit bewiesen. Mit anderen Worten, der Beweis, dass hier eine andere Form von Aktivität als die der Krebskraft am Werke war, die auf die Verabreichung des angezeigten Arzneimittels folgte, kann in der Angelegenheit nicht schlüssiger sein.

Dass eine „angehäufte" Krankheit, in Form einer kanzerösen Masse, durch die Wirkung von Arzneimitteln freigesetzt werden kann, wird meiner Meinung nach sicher durch den Fall einer 54jährigen Dame bewiesen, deren linke Halsseite eine große Masse kanzeröser Drüsen war - einer wirklich malignen Form der Hodgkin'schen Krankheit. Drei Monate bevor die Patientin mich konsultierte, war sie zum Charing Cross Hospital gegangen, wo ihr Fall als eindeutig hoffnungslos angesehen und eine Operation abgelehnt wurde. In der Zwischenzeit hatte sich die Krankheit sehr ausgebreitet, und als ich sie sah, hatte sie auf der rechten Seite des Nackens Massen von kanzerösem Gewebe, was genauso aussah wie das, was sie auf der Seite und unterhalb des linken Schlüsselbeines hatte. Am 5. Januar verschrieb ich ihr eine Einzelgabe und eine Salbe von *Scrophularia nodosa*, und am darauffolgenden 19. bekam ich die Nachricht, dass sich ein diffuser masernähnlicher Hautausschlag über den ganzen Körper und das Gesicht sofort nach der Einnahme des Mittels ausgebreitet hatte, und dass es ihr ansonsten besser ging; der Schleim im Hals hatte abgenommen, und sie hatte wieder regelmäßigeren Stuhlgang. Ich verordnete ihr dann *Ruta graveolens* als Einzelgabe und Salbe, und am darauffolgenden 2. Februar berichtete sie, dass sie sich viel besser fühlte und besser schlucken könnte. Obgleich die Schwellungen noch die gleiche Größe hatten, fühlten sie sich bei Berührung viel weicher an.

Meine Schlussfolgerung daraus war nun, dass die Mittel stark auf die Patientin gewirkt hatten, was nach dem ersten Zeitraum durch den „Masern"-Ausschlag, nach dem zweiten durch die weicher gewordenen Schwellungen und durch die allgemeine Besserung des Befindens der Patientin während beider Zeiträume gezeigt wird. Mein Rat war deshalb, jede Arznei völlig abzusetzen, da ich sicher war, dass eine Kraft auf die Schwellungen einwirkte und sie sonst Gefahr laufen würde, dass bei ihr die Krankheit zu schnell freigesetzt werden würde. Dies wurde mir völlig unmissverständlich durch die darauffolgende Entwicklung bewiesen.

Am 14. Februar wurde mir Bericht erstattet, dass sie drei Tage lang große Atem- und Schluckbeschwerden gehabt hatte, worauf ich antwortete, dass ich die Verabreichung von üblichen Arzneimitteln nicht billigen könne und die Patientin einfach ständig Zitronensaft und heißes Wasser schlückchenweise trinken solle.

Nach ungefähr drei Wochen wurde mir von zwei Boten, die die Kranke gut gekannt hatten, ein von ihrer Tochter in voller Aufregung geschriebener Brief mit dem Inhalt zugestellt, dass die Patientin doch zu lange ohne Arznei gelassen worden wäre und sich zu der Zeit, als ein Arzt gerufen wurde, eine Nekrose entwickelt hätte, und die arme Patientin heute morgen gestorben sei. Wenn man den Ton des Briefes nimmt, war es offensichtlich, dass ein rivalisierender Arzt verunglimpfende Äußerungen von sich gegeben hatte, wie es manchmal der Fall ist. Dies hielt mich jedoch nicht davon ab, den Überbringern dieser unglücklichen Nachricht einige Fragen zu stellen.

Zuerst fragte ich: „Starb die Patientin unter Schmerzen?" Antwort: „Oh, nein! Nicht im geringsten." „Und darf ich fragen, wo die Nekrose war?" Antwort: „In der Nierengegend. Es wurde dort alles ganz schwarz, bevor sie starb." „Und was wurde aus den Schwellungen?" Antwort: „Oh, die verschwanden völlig, man sah keine Spur mehr von ihnen, bevor sie starb.“ „Nun“, sagte ich, „können Sie nicht sehen, was geschah? Die Arzneien wirkten auf die Krankheit, und zwar wohltuend, aber da es solch eine große Menge von erkranktem Gewebe gab, was durch den Körper ausgeschieden wurde, wurde eine übermäßig große Menge des Giftes an die wichtigsten Ausscheidungsorgane, die Nieren, abgegeben, und diese, unfähig, die Überlastung zu verkraften, wurden zusammen mit den umliegenden Geweben brandig, worauf die schwarze Erscheinung der Nierengegend erfolgte. Dies allein zeigt die extreme Natürlichkeit der Abläufe, wobei die Patientin in einem völlig schmerzfreien Zustand und bei vollem Bewusstsein die Welt verlässt, nicht in einem schrecklichen Todeskampf, bei dem die Empfindungen nur durch Morphium unterdrückt werden können.“

Ich möchte kein Missverständnis durch meine Äußerungen aufkommen lassen. Auf Krebsgewebe kann, allgemein gesagt, wenn es sich in irgendeinem Körperteil angesammelt hat, sehr leicht eingewirkt werden, viel leichter noch als auf einen Fett-Tumor oder eine tuberkulöse Gewebsmasse; die Wirkung von Arzneimitteln sollte sorgfältig beobachtet werden, um eine zu schnelle Verlagerung der Krankheit zu verhindern. Es ist unter allen Umständen für das Leben des Patienten sehr gefährlich, wenn das Krebsgewebe sehr groß ist und das Krebsgift zu schnell ausgeschüttet wird; nichts trägt mehr zu diesem schnellen Fluss bei wie die konstante Wiederholung der Arzneimittel; deswegen ist die wirklich sicherste Vorgehensweise die, einer Einzelgabe zu erlauben, auf die Krankheit einzuwirken, und man sollte aus Vorsicht, dass die Wirkung auf die Krankheit zu stark wird, sogar solch harmlos erscheinende Dinge wie Salben vermeiden.

Natürlich gelten diese Bemerkungen für Arzneimittel, die aufgrund ihrer symptomatischen Ähnlichkeitsbeziehung zur Krankheit verordnet wurden, und auf Krankheitsformen, die in einem deutlich veränderbaren Zustand sind, und nicht wie einige inaktive und starre Knochenkrebsarten.

KAPITEL II

Das Leben von Krebs ähnelt anderen Formen des Lebens - Das angezeigte Heilmittel muss gefunden werden; allgemeine Hinweise, wie man es findet - Der Verschreiber verglichen mit einem Gärtner - Ein Fall von Pyloruskrebs, der erfolglos operiert wurde.

Es handelt sich also hierbei um eine Beziehung von Ähnlichkeiten: das Leben einer Ansammlung von Krebszellen unterliegt denselben Gesetzen des Lebens wie irgendein anderer lebender Organismus. Sie entstand durch einen Keimungsvorgang und muss durch eine Kraft zerstört werden, die einen ähnlichen, jedoch entgegenwirkenden Prozess in Gang setzt. Die Schwierigkeit der Heilung liegt in der Schwierigkeit, die ähnliche Kraft zu finden.

Aber so wie der erfahrene Gärtner die günstigsten Bedingungen für die Entwicklung der Energien von bestimmten Samen kennt, so sollte der erfahrene Arzt die Bedingungen kennen, die bei einem kranken Patienten die heilenden Energien seines Heilmittels wirksam werden lassen.

Wenn man diesen Aspekt der Frage in Betracht zieht, wird es zu viel Kontroversem führen; es genügt zu sagen, dass ich mit sehr geringen Schwierigkeiten bei dieser besonderen Art von Krankheiten die angezeigten Arzneimittel herausgefunden habe.

Hierbei ließ ich mich weder durch die Lehren der Hochpotenzler der homöopathischen Schulen beeinflussen oder durch die Lehren von denen, die behaupten, dass ein besonderes Symptom ein Schlüsselsymptom darstellt und dass dies unser Hinweis bei der Auswahl des Arzneimittels sein sollte; noch habe ich mich von der moderneren und materialistischeren Schule leiten lassen, die darauf beharrt, dass die heilende Dosis einer Arzneimittelgabe in der Größe der krankmachenden Gabe entsprechen sollte und dass man sich auf kein Arzneimittel als Heilmittel verlassen kann, bevor es nicht die konkrete Krankheit, für die man es verschreibt, erzeugt hat.

Ganz im Gegenteil dazu ziehe ich alle Seiten sowohl der Krankheitsentwicklung als auch der früheren und gegenwärtigen Symptome in Betracht, und in Übereinstimmung damit wähle ich mein Arzneimittel aus.

So erfuhr ich im oben genannten Fall von Abdominalkrebs vor der Verordnung, dass die Periode der Patientin schwarz war und aus geronnenen Klumpen bestand, dass sie ein Gefühl gehabt hatte, es bewege sich etwas im Bauch, dass sie eine fahle Gesichtsfarbe hatte, die hin und wieder gelb wurde, ein allgemeines Druckgefühl im Abdomen und ein Schweregefühl in Richtung Unterleib; dies, zusammen mit meiner allgemeinen Erfahrung mit den Wirkungen dieses besonderen Heilmittels, führte mich zu *Crocus sativus.*

Aber es ist unmöglich, sehr lange bei solchen Details zu verweilen; sie allein würden schon ein Buch füllen.

Der Arzt, der in Fällen wie diesen Arzneimittel verschreibt, kann schön mit dem erfahrenen Gärtner verglichen werden, der sich bei der Auswahl des passenden Bodens für bestimmte Samen auf eine allgemeine Erfahrung stützt, von der vieles nicht in Worte gefasst werden kann.

Für den Gärtner ist es einfach, die reinen Tatsachen aufzuzählen, die ihn dazu bewogen haben, gerade diesen Boden und gerade diese Jahreszeit für einen bestimmten Samen ausgewählt zu haben, aber darüber hinaus kann er noch ein wenig mehr tun; er hat wahrscheinlich vergessen, dass ihn von Zeit zu Zeit viele kleine Erfahrungen in seiner Entscheidung - vielleicht unbewusst - beeinflusst haben. Sein Vorteil gegenüber dem Arzt entspringt der Tatsache, dass er von Kindheit an Gartenarbeit gewohnt war; der Arzt hingegen hat noch nie etwas verschrieben, bis er in der Theorie viel, aber in der Praxis nichts wusste; bis er in der Tat den besten Teil seines Lebens damit verschwendet hatte, sich die plumpesten Theorien über die Wirkung von Arzneimitteln anzueignen.

Weiter mit tatsächlicher Erfahrung. Nehmen wir diesen Fall von PYLORUSKREBS von Geo. A. Murrell, 40 Jahre alt, den ich zuerst am 22. Juli 1898 sah.

Vorgeschichte: - Er hatte seit 15 oder 18 Jahren an Magenschmerzen gelitten und überanstrengte sich vor 12 Jahren beim Anheben eines Küchenherdes; er spürte die Anstrengung heftig unterhalb der Brust und betrachtet dies als Zeitpunkt des Beginns seiner Krankheit, obwohl er schon davor Verdauungsstörungen hatte. Er wurde im Heart Hospital von Dr. .... behandelt, nachdem er zuvor sechs Monate lang in ambulanter Behandlung gewesen war. Hier war - wie erklärt wurde - neben einem Magengeschwür ganz besonders sein Herz betroffen, mit alten pleuritischen Geräuschen auf der linken Seite. Danach (Ende Oktober 1896) wurde er hauptsächlich mit Elektrizität nochmals ambulant behandelt.

Als Mitte Januar 1898 heftige Schmerzen zwischen Leber und Magen begannen, ging er in das Westminster Hospital, wo die Diagnose Magenneuralgie aufgrund von Magenkatarrh gestellt wurde. Er wurde ungebessert entlassen; und danach wurde er von mehreren anderen Ärzten untersucht, wobei ihm im März geraten wurde, in das Cancer Hospital in Brompton zu gehen, wo er dann operiert wurde; nach der Operation wurde ihm als Befund mitgeteilt, dass man Adhäsionen zwischen Magen und Thoraxwand mit einem kanzerösen Gewächs und einer Verdickung der Fortsetzung des Pylorus im Duodenum gefunden habe, und dass es unmöglich gewesen sein, das gesamte erkrankte Gewebe zu entfernen. Nach der Operation ging es ihm kurze Zeit besser, und er wurde aus dem Krankenhaus mit dem Versprechen entlassen, dass er zurückkommen würde, wenn die Schmerzen wieder auftreten würden.

Der Patient, von dem diese Einzelheiten stammen, schreibt mir: *„Das Cancer Hospital hatte auch mit Dr. D., einem französischen Spezialisten, vereinbart, in das Krankenhaus herüberzukommen, und ich (der Patient) hatte einer erneuten Operation durch ihn zugestimmt; aber als ihm mein Fall vollständig vorgestellt wurde, fuhr er zurück nach Frankreich, ohne irgend etwas zu tun, da er, wie ich es verstand, mir nicht helfen konnte."*

Dies geschah, nachdem er im Krankenhaus aufgrund der Rückkehr seiner quälenden Schmerzen erneut aufgenommen worden war. Nach diesem zweiten Krankenhausaufenthalt von sechs Wochen kehrte er nach Hause zurück, wobei ihm sein behandelnder Arzt versicherte, dass alles, was möglich sei, für ihn getan worden war, und dass er nicht mehr lange zu leben habe, und dass er seine Schmerzen, so lange er noch lebe, ertragen müsse.

Eine Kopie des ärztlichen Attestes vom 19. Juli, in dem festgestellt wird, dass der Patient „völlig arbeitsunfähig ist“[3], ist in meinem Besitz.

Bei diesem Fall gibt es deshalb keinerlei Zweifel an seiner Natur oder seiner Schwere.

Ich sah ihn zum ersten Mal am Abend des 22. Juli 1898; damals wand er sich in Todesqualen in seinem Bett und konnte nichts lange im Magen behalten; warmes Essen besserte, kalte Getränke verschlimmerten.

Die Schmerzen waren schlimmer in der Nacht, begannen im Magen und strahlten von dort zum Herzen und zwischen die Schultern aus, als ob ein eiserner Ziegel durch Magen und Brust getrieben würde.

Der Patient hatte das Gefühl, das Wachstum des Tumors gehe schnell voran, und deutete auf den sichtbaren Wulst unterhalb des Zwerchfellansatzes wo man bei der Perkussion einen deutlich gedämpften Ton vernahm, und der Wulst erstreckte sich bis zur Herzgrube. Seine Zunge war rot und nach hinten hin belegt, und er litt an Verstopfung, obwohl er manchmal eine Diarrhöe hatte.

Seine Familienanamnese ergab nichts, außer dass sein Vater im Alter von 73 Jahren an einem Magengeschwür gestorben war.

Am 27. Juli schrieb er mir, dass er am Samstag, den 23. Juli, fürchterliche Schmerzen gehabt und zweimal erbrochen habe; an diesem Tage habe er abends um 6.00 Uhr eine einzelne Gabe von *Ornithogalum umbellatum* eingenommen und vermerkte danach, dass dies von heftigen Schmerzen gefolgt wurde, er um 3.00 Uhr morgens fast außer sich war und dann nochmals gegen 1.00 Uhr nachmittags, als er Stuhlgang hatte. Um 3.00

3 siehe Vorwort

Uhr morgens begann er, alle drei Stunden drei Gran von *Carbo vegetabilis D 3* einzunehmen. Der Schmerz hielt jedoch an und befiel nicht nur den Magen, sondern den ganzen Körper, und da er dachte, *Carbo veg.* verstärke die Schmerzen, ließ er es am folgenden Dienstag weg. Am nächsten Tag schrieb er mir, dass, seit er in meiner Behandlung sei, eine schaumige Substanz hochkommen würde, was ihm sehr große Linderung verschaffe.

Aus diesem Bericht schloss ich, dass das *Ornithogalum umb.* auf die Krankheit eingewirkt hatte und dass es heilsam war, obwohl es in seiner Wirkung durch *Carbo vegetabilis* beeinträchtigt wurde. Das Ausstoßen einer schaumigen Substanz mit einer darauffolgenden Besserung war für mich ein ausreichender Beweis für die heilende Wirkung. Aus diesem Grund schickte ich ihm als Einzelgabe nochmals *Ornithogalum umb.* Diese nahm er am Abend des 28. Juli, und fast unmittelbar danach begann er, eine schwarze geleeartige Substanz heraufzubringen, worauf eine große Linderung seiner Schmerzen und eine allgemeine Besserung seines Zustandes folgte. Da ich im August nicht in der Stadt war, schrieb mir der Patient häufig, und der Bericht vom 29. August lautete wie folgt: *„Ich bin hocherfreut, Ihnen mitteilen zu können, dass es mir immer noch wirklich gut geht, obwohl ich zeitweise große Schmerzen im unteren Teil des Magens verspüre. Ich habe auch beim Einschlafen große Schwierigkeiten aufgrund des Kribbelns in meinen Gliedmaßen. Wenn ich sitze, habe ich auch das Gefühl, dass meine Beine und Füße ein einziges Kribbeln sind und ich nicht stillsitzen kann, und ich kann nicht lesen, außer wenn ich herumlaufe. Meine Füße schmerzen auch und schwellen an."*

Ich verschob die nächste Verschreibung auf den 9. September, wo dasselbe noch einmal verabreicht wurde, und am 18. September schrieb er mir: *„Ich freue mich, Ihnen mitteilen zu können, dass die nächtliche Schlaflosigkeit allmählich verschwunden ist und ich jetzt viel besser schlafe. Ich habe immer noch Schmerzen in meinem linken Bein und Fuß, die aber nicht mehr so schlimm sind. Ich spüre leichte Schmerzen unten im Magen und auch eine leichte Zunahme der Schwellung. Ich fühle mich noch schwach und kann nicht längere Zeit hintereinander laufen, aber natürlich ist das Wetter sogar für kräftige Leute sehr anstrengend.*

Ich freue mich sehr und bin dankbar für den Fortschritt, den ich gemacht habe, und muss mich bei Ihnen für die hervorragenden Ergebnisse Ihrer Behandlung bedanken. Ich hätte wahrscheinlich nicht länger mit dem schrecklichen Leiden, in dem ich war, leben können.“

Als ich ihn am 30. September sah, teilte er mir mit, dass nach der Mittelgabe die Füße und Knöchel anschwollen, aber dass es allmählich besser wurde, und dass sich vor einer Woche das rechte Bein wie gequetscht anfühlte und nun schmerzhaft sei und schlimm aussehe - es ist geschwollen und spannt und hinterlässt auf Druck eine Vertiefung. Wenn er isst, hat er auch das Gefühl, als wenn das Essen den Magen vollstopft; einige Blähungen, regelmäßiger Stuhlgang.

Bei dieser Gelegenheit gab ich ihm nochmals eine Gabe von *Ornithogalum umb.* Die darauffolgende Wirkung bestätigte aber meine Überzeugung, dass diese Schwellung der Absorptionsorgane, die sich durch den Zustand des rechten Beines und der vorher geschwollenen Füße und Knöchel zeigte, aus dem hohen Druck auf die Ausscheidungsorgane resultierte, der aus dem Freiwerden von Gift im Organismus entstand.

Er kam daraufhin nach ein paar Tagen voller Schrecken in meine Praxis und zog seine Hosenbeine hoch, um mir den, wie er meinte, schrecklichen Zustand seiner Beine zu zeigen. Sie waren geschwollen, und man konnte rote Streifen und Flecken sehen, die an den Beinen hinunterliefen.

Da ich glaubte, dass dies mit der schnellen Ausscheidung des Krebsgiftes zu tun hatte, war er ziemlich erstaunt, dass ich darauf bestand, ihn wieder wegzuschicken, ohne ihm irgendeine Medizin zu verabreichen.

Seit damals ist seine Genesung ununterbrochen fortgeschritten, und obwohl er seit diesem letzten Bericht zwei oder drei Gaben *Ornithogalum umb.* eingenommen hat, hat er keine andere Arznei bekommen (mit der Ausnahme einer einzigen Gabe *Alliaria officinalis*) und ist nun in dem Gesundheitszustand, der in diesem Brief, den ich von ihm bekommen habe, dargelegt wird:

„Elm Lodge, Feltham, Middlesex,
3. Mai 1899

Sehr geehrter Herr Dr. Cooper,

in Ergänzung meiner vorherigen Briefe an Sie muss ich Ihnen mitteilen, dass ich seit der ersten Augustwoche des letzten Jahres keine Schmerzen mehr habe; sicherlich, manchmal, aber nicht immer, fühle ich eine leichte Schwäche im Magen.
Mein Appetit ist hervorragend, ich kann fast alles essen und bin in der Lage, meine Mahlzeiten richtig zu genießen, was ich seit Jahren nicht mehr gekonnt hatte. Mir geht es gut, und ich verrichte meine Arbeit ohne zu ermüden.
Ich bin der Volunteer Force wieder beigetreten und habe schon zwei oder drei stramme Märsche nebst Schießwettbewerben hinter mir und spüre keine schlimmen Folgen. Ich habe mich seit beinahe zwanzig Jahren nicht mehr so gut gefühlt. Mir geht es jetzt hervorragend, ich habe die etwa zwei Stones [1 Stone - 6,35 kg] wieder zugenommen, die ich während meiner Krankheit verlor. Jeder, sei es in Kensington, Shephard's Bush oder Feltham, den ich treffe, ist erstaunt, wenn er mich sieht, und alle sprechen von der wunderbaren Heilung, die Sie vollbracht haben.

Hochachtungsvoll

Geo. A. Murrell".

Der Beweis für meine Behauptung, die inneren Krebsarten seien äußerst zugänglich für eine Behandlung, könnte nicht schlüssiger sein; von allen Formen chronischer Beschwerden gibt es keine, die so sicher den Patienten des Lebens beraubt und bei der das Leben mit solcher Sicherheit durch den Einfluss von einfachen Arzneimitteln wieder hergestellt werden kann.

Das ist die Lehre, die man aus Murreils Fall ziehen kann, wobei seine bloße Existenz auf dieser Erde ein nicht zu leugnendes Zeugnis seiner Bedeutung ist.

Im November 1899 wurde er von einem Arzt in Brentford für eine Lebensversicherung untersucht, und ungeachtet der Tatsache, dass er vor so kurzer Zeit im Cancer Hospital operiert worden war, befand ihn der Arzt absolut frei von irgendeiner diagnostizierbaren Krankheit und empfahl ihn für die Eingruppierung von normalen Prämiensätzen; das bedeutet, dass er fünfzehn Monate, nachdem ich ihn in einem sterbenden Zustand zur Behandlung aufgenommen hatte, von einer keineswegs freundlichen Meinung für gesund erklärt wurde.[4]

4 Seit ich dies im Juni 1900 geschrieben habe, sind bei Murreil einige Schmerzen wiedergekehrt; dies ändert jedoch nichts an den Behauptungen des Textes.

KAPITEL III

Ein Fall von Leberkrebs - Ein Fall von angeblicher Leberzirrhose, die für unheilbar erklärt wurde.

Die folgenden zwei Fälle sind etwas ähnlich, ihnen widme ich den ersten Teil dieses Kapitels, da sie einen genauso wichtigen Beweis für die Wahrheit meiner Behauptungen liefern.

Beide Patienten waren von verschiedenen Ärzten in Southampton behandelt worden.

Der erste Fall ist der eines angesehenen Künstlers, dessen Name, wie auch die der Ärzte, die mit diesem Fall in Verbindung stehen, ich aus verständlichen Gründen nicht nenne.

Am 29. Oktober 1898 erhielt ich von der Frau dieses Herren einen Brief, den ich nachstehend in Auszügen wiedergebe:

„Vielleicht erinnern Sie sich noch daran, als Sie mich in Southampton behandelt haben und mich, wie ich zu der Zeit dachte, vom Rande des Grabes weggezogen haben. Ich möchte Ihnen nun Mr. M. ‚s Fall vortragen, da weder ein hier ansässiger Arzt noch der Spezialist Dr. M. B. aus London irgend etwas erreicht haben. Ende Mai hatte Mr. M. Gelbsucht, wurde aber innerhalb von zwei Monaten wieder gesund und konnte acht Meilen wandern. Als dann das Wetter umschlug, erkältete er sich und war zwei Monate lang sehr krank und nicht in der Lage, feste Nahrung zu sich zu nehmen, ohne qualvolle Schmerzen zu erleiden und verhungert nun deswegen, wobei er täglich dünner und schwächer wird.

Der Spezialist Dr. M. B. dachte, es handele sich um einen Gallenstein, die hier ansässigen Ärzte vermuten eine Geschwulst oder einen Tumor.“

In dem Brief wurde ich dann gefragt, ob ich ihm möglicherweise helfen könne.

Obwohl einige Einzelheiten über die Symptome mitgeteilt wurden, verließ ich mich mehr auf meine frühere Erfahrung und sandte ihm *Ornithogalum umb.* Tkt. A, was er am 30. Oktober einnahm. Am 2. November schickte mir seine Frau einen ungünstigen Bericht; er hatte eine seiner schlimmen Säureattacken gehabt, die ihn diesmal mehr als alle vorhergehenden geschwächt hatte; er hat überhaupt keine Appetit und nimmt nur ein wenig Pfeilwurz zu sich. *„Heute konnte er überhaupt nichts zu sich nehmen, bis er um vier Uhr nachmittags ein bisschen geschlagenes Ei aß, jedoch ohne Appetit. Ich mache mir wirklich Sorgen“, fuhr sie fort, „er wird immer schwächer; er ist sehr dünn geworden und sieht schrecklich krank aus.“*

Sie fuhr in ihrem Brief fort, mich darum zu bitten, ihn aufzusuchen, was ich einige Tage später tat, aber in der Zwischenzeit schickte ich ihm das besser indizierte Mittel *Iris versicolor* Tkt A, worauf am 4. November folgender Bericht kam: *„Mr. M. nahm heute Morgen um 9.00 Uhr das Pulver und spürte, dass es bis drei Uhr nachmittags wirkte, als ihm spontan schlecht wurde, was für ihn ungewöhnlich ist; das Erbrochene war leicht sauer und gelb und etwa eine Teetasse voll. Er fühlt sich heute Abend sehr schwach, nachdem er vier Tage im Bett gelegen und keine Nahrung über den Magen zu sich genommen hat, außerdem hat er kein Verlangen zu essen und wird nur durch die Einnahme von Zäpfchen unterstützt.“*

Die Versicherung des Patienten, er spüre die Wirkung des Arzneimittels und die darauffolgende Veränderung der Symptome, in diesem Fall eine spontane Übelkeit, ist der Beweis, dass die Auswahl des Arzneimittels richtig war.

Danach setzte sich die Besserung fort; die Gabe wurde nach einer Woche nochmals gegeben und erwies sich als zu heftig in ihrer Wirkung, um von dem Patienten als angenehm empfunden zu werden; als dann nach einigen Stunden das Unwohlsein verschwand, setzte sich die Besserung erneut für ein paar Tage fort.

Der darauffolgende Fortschritt des Falles kam durch eine schwere fieberhafte Erkältung ins Stocken. Am 27. November wurde ich erneut zu ihm gerufen und erschrak sehr über sein ikterisches Aussehen. Ich stellte fest, dass er diese Gelbsucht nie ganz losgeworden war, seit er sie im Mai bekommen hatte. Ich fand einen erweiterten Magen mit einer klaren Perkussion über dem Duodenum vor, außer an der Stelle, an der der linke Leberlappen es zu überschneiden schien, was mich zu der Verdachtsdiagnose einer karzinomatösen Geschwulst, von der unteren Oberfläche der Leber kommend, veranlasste. Der Patient selber brachte zum Ausdruck, dass er sich sehr viel besser fühle; er hatte, wie er sagte, zwei Wochen lang, bevor er sich in meine Behandlung begeben hatte, qualvolle Schmerzen gehabt und hatte während dieser Zeit fast ausschließlich von ernährenden Suppositorien gelebt.

Das Vorhandensein des Ikterus und die Verschlimmerung der Symptome an dunklen, nebligen Tagen brachten mich dazu, *Calendula off.* Tkt. A für ihn auszuwählen, und danach ging eine stetige, ununterbrochene Besserung weiter.

Am 2. Dezember schrieb mir sein Sohn folgendes: *„Ich denke, dass die Gelbsucht viel besser geworden ist, seit Herr M. das Pulver genommen hat; auf jeden Fall sieht seine Farbe viel gesünder aus. Soweit wir alles überblicken können, gibt es nichts Ungewöhnliches mehr, außer dass er in den letzten drei Tagen zweimal täglich Stuhlgang hatte, aber heute noch nicht, und sein Appetit hat enorm zugenommen. Diese Besserung hält immer noch an, so dass er die Ernährungssuppositorien praktisch abgesetzt hat.“*

Am 4. Dezember wiederholte ich die *Calendula*, ohne dass es irgend eine weitere Störung gab, und gegen Ende Dezember gab ich ihm fortlaufende Gaben von *Ferrum picricum* C 6, erst als Tabletten, danach als Tropfen, und ohne irgendeine Störung setzte sich die Heilung fort.

Aufgrund des Fehlens einer Störung zog ich den Schluss, dass der größere Teil der Krankheit in dieser Zeit verschwunden war.

Am 5. Februar 1899 schreibt mir der Patient selbst: *„Mir geht es ständig besser. Wenn ich draußen bin und zwei oder drei Meilen spazieren gehe,* *schmerzen meine Beine ein wenig, aber sonst sind sie in Ordnung.“ In seinem Brief heißt es weiter: „Nun, Herr Doktor, möchte ich mich noch einmal bei Ihnen für Ihre wunderbare Behandlung bedanken. Freunde, die mich in der Stadt sehen, denken, es sei mein Geist oder mir könne es nicht so schlecht gegangen sein, wie erzählt worden war. Aber ich sehe“, fuhr er fort, „dass es ein großes Vorurteil gegen Ihre Heilmethode gibt, und ich werde alles in Bezug auf ihre große Wirksamkeit bezeugen, was ich kann.“*

Ich kümmere mich wenig darum, welchen Namen man der Krankheit dieses Mannes gibt, sein Bauch ist nicht geöffnet worden wie der von Murrell im Cancer Hospital, und deshalb kann niemand absolut sicher sein, ob er Krebs hatte oder nicht. Aber eine Sache ist ganz sicher, und zwar die, dass die übliche Behandlung gänzlich versagt hat, Erleichterung zu verschaffen, und dass sich der Patient momentan in jeder Hinsicht guter Gesundheit erfreut. Außer einer Einzelgabe von *Senecio doronicum* im Februar hat er nicht ein Teilchen Arznei bekommen, seit der obige Bericht erstellt worden war, und es geht ihm nun ganz gut.

Der nächste Fall aus Southampton ist genauso interessant; mir wurde am 10. Februar 1899 telegraphiert, Herrn W. H. M. aufzusuchen, einen 59jährigen Herrn, der beim Commissariat Department der Royal Navy beschäftigt war und bei dem man annahm, dass er an Leberzirrhose sterben würde. Ich sah ihn am Abend des 10. Februars in Gegenwart seines Hausarztes, der aber nicht als Konsultant mitwirkte, und der einer der ältesten und erfahrensten Ärzte der Stadt war. Dann erfuhr ich folgende Einzelheiten: Vor dreiundzwanzig Jahren hatte W. H. M. in Bombay Wechselfieber gehabt, wurde gesund, ging aber dann 1877 nach Malta, wo es wieder auftrat, und hatte seither davon undefinierbare Symptome. Vor zwei Jahren wurde er wegen Hämorrhoiden operiert, die er seit 1882 gehabt hatte. In seiner Vorgeschichte gibt es keine Unregelmäßigkeiten. Der jetzige Anfall begann vor einem Monat mit Erbrechen von schwarzem Blut, was in der Nacht und am nächsten Morgen von starken Schmerzen gefolgt wurde, und seitdem hatte er gelegentlich Übelkeit, das letzte Mal vor zwei Wochen. Er hat einen brennenden Schmerz im gesamten Brustbereich, unter den Rippen und besonders um den Nabel, aber momentan genauso im Abdomen mit einer ausgeprägten Übelkeit und einer Abneigung gegen Nahrung. Er wird ausschließlich über den Darm ernährt, hat einen unruhigen Schlaf und einen drückenden Schmerz über der Stirn. Normaler Urin.

Die Untersuchung ergab deutlich eine kleine Leber mit einem dumpfen Schall und einer Verhärtung vor dem linken Lappen, aber ohne große Ausdehnung des Magens. Als Arznei gab ich ein oder zwei Tropfen einer sauren Tinktur von *Lobelia inflata* in einen Becher Wasser mit der Anordnung, alle drei Stunden einen Teelöffel davon einzunehmen.

Dies brachte seinen Zustand offenbar in Unordnung, und am nächsten Tag kam der Bericht von einem allgemeinen Unwohlsein und ständigen Schmerzen in der Lebergegend sowie auch auf der linken Seite mit vermehrter Übelkeit und Brechreiz; ein Gefühl des Erstickens und der Enge in der Brust; auf alles erwiderte ich, dass er mit der Einzelgabe fortfahren müsse und dass er für einige Tage keine Wohltat zu erwarten habe. Ich entschied mich für *Crocus sativus*, was er am 12. Februar einnahm, und kurz danach verschwand der Brechreiz, aber am 18. beklagte er sich über Schmerzen im ganzen Körper, in der Achselgrube, in den Schulterblättern, die Wirbelsäule hoch und über dem Abdomen mit Brennen auf der rechten Seite, schlimmer um den Nabel und aufwärts; aus all diesem schloss ich, dass die Krankheit nachließ, und verließ ihn daraufhin, ohne ihm ein Arzneimittel dazulassen. Am 20. bekam ich einen sehr guten Bericht - er behielt die Nahrung bei sich, und der Schmerz war verschwunden. So machte er weiterhin gute Fortschritte, so sehr, dass er am 3. März folgendes schrieb: *„Mein erster Brief soll Ihnen mitteilen, dass unter Gottes guter Vorsehung Ihre fachgerechte Behandlung meines Falles bis hierher mit großem Erfolg gesegnet war. Sie werden erfreut sein, wie ich weiß, von mir zu hören, dass ich Ihnen erzählen kann, dass ich beste Fortschritte mache, ich einen exzellenten Appetit habe und mein Essen genieße, dabei aber stets mit Appetit aufhöre.“*

Da ich solch einen bemerkenswerten Fortschritt vorfand, überlegte ich, dass es, wie im letzten Fall, nicht schaden könne, alle 4 Stunden ein Tablette *Ferrum picricum* C 6 zu geben, allerdings mit der Vorsichtsmaßregel, dass, wenn ihm in irgendeiner Weise unwohl werden würde, er sie sofort absetzen solle. Dies tat ich, da die rasche Veränderung, die sich bei den Symptomen vollzogen hatte, mich überzeugte, dass wir es mit etwas zu tun hatten, was sich von einer normalen Leberzirrhose sehr unterschied, und dass die Geschwulst des linken Leberlappens von einer nicht zirrhotischen Schrumpfung des Lebergewebes begleitet war.

Die Warnung wurde durch die Ereignisse gerechtfertigt, denn obwohl er die Tabletten nicht vor 20.00 Uhr einnahm, bekam er am nächsten Morgen um 7.00 Uhr eine starke Diarrhöe und eine große Schwäche, was, wie ich annahm, aufgrund der zu starken Ausscheidung von Krankheitsstoffen geschah. Natürlich wurden die *Ferrum pic*- Tabletten und das Arzneimittel wieder abgesetzt.

Es setzte eine sofortige Besserung ein, und am 7. März schrieb der Patient: *„Ich fühle mich viel besser, und alle sagen mir, man sehe eine große Besserung innerhalb der letzten Woche."* In dem Brief hieß es weiter, dass Appetit und Schlaf gut, die Blähungsschmerzen verschwunden seien, die Nahrung verdaut würde, und dass er sich, außer dass seine Beine schwach und die Füße, Knöchel und Zehen geschwollen seien, sehr wohl fühle. Dieses letzte Symptom, so betonte ich ihm gegenüber, war für mich der Beweis, dass die Ausscheidungsorgane des Körpers arbeiteten und die Resorptionsorgane sich in erhöhter Aktivität befanden. Dies war erwiesenermaßen der Fall, und diese Schwellungen nahmen ohne die Entwicklung von irgendwelchen Nierenbeschwerden bald ab.

Der Bericht vom 25. März lautete: Das Befinden ist weiterhin sehr gut. Schwellungen der Füße gehen zurück, aber Zehen sind geschwollen. Hat einige brennend heiße Schmerzen, die sich von den Knien nach oben in die Muskeln, die berührungsempfindlich sind, erstrecken, außerdem das Gefühl, sie seien eingeschlafen. Gestern Verdauungsbeschwerden (aufgrund einer Erkältung?), heller, flüssiger Stuhl, manchmal nur ein Blähungsabgang. Nun verordnete ich ihm *Crocus sativus* Tkt. A, und am 28. März schrieb seine Tochter:

„Meinem Vater geht es zu schlecht, um Ihnen zu schreiben. Am Sonntag bekam er Ihren Brief und Ihre Arznei und nahm diese um 13.00 Uhr. Er

bekam Durchfall um 21.30 Uhr desselben Tages, sowie 1.30 Uhr und 8.30 Uhr des nächsten Tages, und mehrmals tagsüber und dann wieder heute morgen.

Den ganzen Tag über fühlte er sich gestern äußerst schlecht; er hatte Schmerzen, war so bedrückt und schläfrig, dass er unfähig war, irgend etwas nach seinem Fünf-Uhr-Tee zu sich zu nehmen. Die ganze Nacht über hatte er starke Schmerzen, abgehende Winde, erwachte mit starker Übelkeit und hatte plötzlich den Mund voll salzigem Wasser; er überwand die Übelkeit, aber sehr früh heute morgen trat sie wieder auf, und er erbrach ungefähr 3 Pints [1 Pint = 0,568 l] von sehr saurer und scharfer Substanz. Er hatte gestern und die ganze Nacht Sodbrennen und nun ein sehr saures Aufstoßen.“

Die Schreiberin fährt fort: *„Er ist der festen Überzeugung, dass die Arzneien, die Sie ihm gegeben haben, für so einen schwachen Magen und Körper wie den seinen etwas zu stark sind, aber Sie wissen es natürlich am besten; er möchte Sie nur wissen lassen, dass sein Magen schon immer sehr schwach war, und dass er selbst niemals robust war. Sie werden diesen Brief wahrscheinlich heute am frühen Nachmittag erhalten und, falls nötig, bitte ich um telegraphische Anweisungen.“*

Als Antwort darauf sandte ich eine Gabe von *Camphor brom.* D 3 und am 10. April kam der Bericht, dass er in den letzten ein oder zwei Tagen sehr von Flatulenz und einem Gefühl von Wundheit und Enge im Abdomen und in der Taille, mit einem Völlegefühl in der Brust und einem heißen, brennenden Gefühl in den Därmen geplagt wurde; die Schwellungen der Füße und Beine waren seit zwölf Tagen verschwunden. In dem Bericht hieß es weiter, dass er nach dem *Camphor brom.* eine gute Nacht verbracht, aber große Schmerzen und Verdauungsstörungen bis zum 3. und 4. April hatte (ungefähr zu der Zeit verordnete ich ihm die Einnahme eines Teelöffels Rizinusöl jeden Morgen) und es ihm seitdem erheblich besser ging.

Am 26. April war der Patient in der Lage, selbst in meine Praxis in der Stadt zu kommen, und war in jeder Hinsicht ein völlig anderer Mensch als der, der er im Februar gewesen war; damals lag er geschwächt danieder, jede medizinische Behandlung war abgebrochen worden, sein Zustand als hoffnungslos betrachtet worden, und er wurde ausschließlich über den Darm ernährt; nun war er - obgleich dünn - kräftig und stark und in der Lage, mit Leichtigkeit diese lange Reise ohne Begleitung anzutreten.

Da er an einem kraftlosen schwachen Gefühl vor den Mahlzeiten litt und das Gefühl von Hitze und Wundheit in der Brustgrube sowie die Neigung zu Durchfall hatte, verabreichte ich ihm eine Gabe von *Ornithogalum unbel*, und seither blieb er ganz gesund. Seit jenem Tag (26. April 1899) hat er bis heute (Mai 1900) keine weitere Gabe Arznei benötigt.

Für den intelligenten Leser wird es offensichtlich sein, dass wir es bei der Behandlung von Krebs des Pylorus und der umliegenden Gewebe mit Krankheiten zu tun haben, die sehr leicht behandelt werden können, so leicht, dass es schwierig ist, sie zu verdrängen, ohne die Sicherheit des Patienten zu gefährden. So wurde mir bei dem ersten der beiden Fälle, dem des Künstlers, vor kurzem von ihm selbst erzählt, dass er kurz nach dem Beginn seiner Behandlung - nach der Verabreichung des *Iris vers.* - einen ziemlich großen Eimer voll von einer dunklen, klebrigen Masse erbrach, während es bei dem von W. H. M. offensichtlich ist, dass eine unverkennbare Unverträglichkeit zu allem, außer zu Einzelgaben bestand.

Wenn nun Menschen in einem fortgeschrittenen Krankheitsstadium einen Eimer voll einer dicken klumpigen Masse erbrechen, ist es offensichtlich, dass dieser Vorgang sehr erschöpfend sein muss, und außerdem wird, wenn die Wege blockiert sind, durch die diese Masse einen Ausgang finden muss, ein Zustand erreicht, der mit dem Leben unvereinbar ist.

Und das ist eine Gefahr, die bei allen fortgeschrittenen Arten dieser Krankheiten besteht; die Patienten können sterben, obwohl ein heilsamer Einfluss auf sie ausgeübt wird. Deswegen behaupte ich, dass diese Krankheiten leicht behandelt werden können, und wir in unserer Angst, die Heilung zustande zu bringen, die natürlich durch den Wunsch nach Heilung von Seiten des Patienten gefördert wird, nicht danach streben sollten, sie durch eine unzulässige Wiederholung des Arzneimittels voranzutreiben.

Ein sehr gutes Beispiel dafür liefert uns der Speiseröhrenkrebs. Hier haben wir ein Hindernis, was durch den verengenden Einfluss des Krebses auf das Lumen des Ösophagus verursacht wird. In dem Augenblick, in dem das Arzneimittel auf diese Krankheit einwirkt - da Arzneimittel sehr leicht wirken -, löst sich eine Menge Schleim, der oft sehr übelriechend ist, wobei nun die Chance des Patienten davon abhängt, dass er dieser Wirkung erlaubt, sich für die Krankheit zu verbrauchen. Wenn der Arzt dann, blind gegenüber der Warnung der Natur, seine Arzneimittelgaben unter dem alten und trügerischen Vorwand, „die Wirkung des Arzneimittels voranzutreiben“, wiederholt, wird er unausweichlich den Tod seines Patienten beschleunigen. Und je ähnlicher die Arzneimittelgabe der Krankheit ist, desto wichtiger ist es, diese Warnung zu beachten.

Was ist dann das Fazit der ganzen Sache? Es ist dies, dass bei den Krankheiten, zu denen ich gerade Beispiele gegeben habe, der Kampf um die Ausscheidung der Krankheitsprodukte beinahe genauso viel mit dem Eigensinn der menschlichen Natur wie mit der Widerspenstigkeit der zu behandelnden Krankheit zu tun hat.

Tatsachen sind Tatsachen, und der Fortschritt der Medizin hängt davon ab, diese Tatsachen richtig zu interpretieren und aus ihnen gesetzmäßige Schlussfolgerungen zu ziehen.

Ich nehme für diese Tatsachen und die sich daraus ergebenden Schlussfolgerungen eine Wichtigkeit und Kraft in Anspruch, die durch ihre Existenz im Leben dieser drei Menschen, die sich einer perfekten Gesundheit erfreuen, und von führenden Autoritäten, jeder für sich, als im Sterben liegend erklärt worden waren, bewiesen wurde. Ich verweise hier auf Mr. Murreil, den Künstler aus Southampton und auf W. H. M.

KAPITEL IV

Unterleibskrebs: seine Häufigkeit - Bedrückte Gemüter abträglich für die Behandlung - Unvoreingenommenheit, kein Glaube ist erwünscht - Ein dargestellter Fall von Gebärmutterkrebs, erheblich gelindert - Noch ein Fall, bei dem die Operation versagt hatte - Uterustumor, der auf das Rektum drückte und die Operation abgelehnt wurde, schnelle Besserung - Bemerkungen zu Laurocerasus - Fibröser Tumor des Unterleibs: ein dargestellter Fall.

Unter all den Krankheiten, die die Menschheit befallen, gibt es keine Zerstörung, die mehr Kummer und Leid als diese schreckliche aktuelle Plage mit sich bringt. Die Schweißfriesel des Mittelalters, gefolgt von Pest, Pocken und Cholera - alle hatten eine unmittelbare schreckliche und lähmende Wirkung. Aber es ist zweifelhaft, ob irgendeine dieser todbringenden Epidemien in ihrem grausamen Angriff einen Bruchteil des Leidens verbreitet hat, den Uteruskrebs heimtückisch und zunehmend in der heutigen Zeit verursacht.

Dies ist jedoch keine günstige Gelegenheit innezuhalten, um über das Ausmaß dieser schrecklichen Geißel nachzudenken. Aber es ist eine sehr gute Gelegenheit, um den Frauen die Notwendigkeit zu vermitteln, in jeder Hinsicht gegen das milde Gemüt anzukämpfen, denn es handelt sich oft um nichts anders als ein Schwelgen in geistiger Depression. Wir sind alle Produkte unserer Mutter Erde und wo, möchte ich fragen, können wir auf der Oberfläche des Erdballs ein Lebewesen - tierisch oder pflanzlich - finden, das, wenn es in eine seinen Bedürfnissen entsprechende günstige Umgebung gesetzt wird, nicht in einer Art leben wird, die voller Freude ist? Die kleine Blume, die ihr Antlitz gen Himmel hebt, erwidert nicht weniger als die wilde Tigerin mit ihren Jungen den Dank an ihren Schöpfer, indem sie in unschuldiger Zufriedenheit lebt.

Sollte eine ähnliche Freude bei menschlichen Wesen ausbleiben, dann sollten sie es für ihre Pflicht halten, ein sorgfältiges Studium vorzunehmen und sich zu bemühen, die Umgebung, die ihren höchsten Interessen feindlich gegenüber steht, zu verbessern. Der Mann oder die Frau, die dabei Erfolg haben, müssen zwangsläufig glücklich werden.

Die Wirkung der geistigen Depression ist beim Unterleibskrebs auffallender als bei irgend einer anderen Form dieser schockierenden Plage. Die Wirkung von Arzneimitteln auf die Krankheit ist natürlich auch viel unbefriedigender, wenn Kummer dahinter steckt, und dies wird, wie man sicher sein kann, die Kanäle für die Nahrungsstoffe innerhalb des Körpers blockieren. Deshalb möchte ich zu verstehen geben, dass ich, wenn ich auch eine positive Meinung über die Kräfte der Arzneimittel vertrete, betonen muss, dass die größten Erfolge dann erzielt werden, wenn die leidenden Personen mit Erfolg gegen eine durch häusliche oder andere Sorgen hervorgerufene Depression ankämpfen. Die sprichwörtliche Idee ist die, dass die Patientin *Glauben* haben muss; in gewisser Hinsicht ist dies völlig richtig, aber es ist genauso sicher, dass der Arzt solch ein Arzneimittel verschreiben sollte, was dem Patienten diesen gewünschten Glauben gibt. Denn in der Medizin beruht der Glaube auf dem Beweis von sichtbaren oder fühlbaren Dingen, oder zumindest sollte er darauf beruhen; und für den verschreibenden Arzt ist es angebracht, seine Verschreibungen so anzupassen, dass so viel wie möglich dieser Art von Glauben gesichert werden kann.

Der Arzt, der von seinen Patienten erwartet, dass sie an ihn glauben, bevor er ihnen Beweise geliefert hat, auf die sie ihren Glauben begründen können, hat, um es milde auszudrücken, unsinnige Erwartungen. Ich gebe bereitwillig zu, dass ich selbst danach strebe, in meinen Patienten Glauben zu erzeugen, wobei das Instrument, und zwar das einzige, das ich anwende, rational und nüchtern ihre Sinne ansprechen soll - eine lebendige Kraft, die auf eine lebendige Kraft einwirkt. Meine Absicht, zum gegenwärtigen Zeitpunkt diese Überlegungen einzuflechten, ist die, mir die Gelegenheit eines freimütigen Eingeständnisses zu geben, dass mein Rat an alle an chronischen Krankheiten leidenden Patienten der ist, völlig unvoreingenommen zu sein, wenn sie zum ersten Mal zur Behandlung kommen.

Eine Behandlung, die mit dem Bemühen beginnt, sich das Vertrauen des Patienten zu sichern, ist eine betrügerische Sache; aber eine Behandlung, die mit der Entstehung des Glaubens des Patientens durch Linderung seiner Leiden endet, hat einen natürlichen Verlauf der Ereignisse zum Ziel.

Das Beste, was ein Arzt für einen Patienten, der seine Praxis in einer streitbaren und misstrauischen Stimmung betritt, tun kann, und zwar zum Wohle beider, ist, ihm die Tür zu weisen, oder wie der Franzose sagen würde: *donner la clefdes champs*. Der ernsthafte und bestimmte Wunsch, geheilt zu werden, ist beinahe genauso wichtig wie eine ebenfalls ernsthafte Entschlossenheit auf Seiten des Doktors, eine Heilung zu erzielen.

Bei Frauenleiden, aber besonders bei Gebärmutterkrebs, muss man auf der Notwendigkeit einer völligen Unvoreingenommenheit zu Beginn der Behandlung beharren.

Krebsleiden, gleich welcher Art und welcher Lokalisation, scheinen von depressiven Gefühlen genährt zu werden. Genauso wahr ist, dass die Hälfte unserer Sorgen von uns selbst verursacht werden und man sich deshalb sorgfältig vor ihnen schützen sollte.

In der ersten Ausgabe dieses Werkes berichtete ich von einem gesicherten Fall von Unterleibskrebs; diesen Fall stellte mir der Ehemann der Patientin in folgendem Brief vor:

„24.2.99

Sehr geehrter Herr Dr. Cooper,

weil ich von Mr. M. von Ihrer Behandlung seiner Krankheit gehört habe, erlaube ich mir, Ihnen von meiner Frau zu schreiben, die an Unterleibskrebs leidet. Vor drei Jahren dachten wir, sie leide unter den Wechseljahren. Sie wurde von dem hier ansässigen Dr. B. untersucht, der ihr erzählte, dass sie nichts habe, sondern sich in den Wechseljahren befände, dass jedoch ihre linke Schamlippe geschwollen sei. Dies ging so weiter bis zum November letzten Jahres, als sie von Dr. J. und Dr. T. untersucht wurde, die ihr beide erklärten, sie habe Krebs. Sie rieten ihr, ins Brompton Road Hospital zu gehen. Dort war sie vierzehn Tage und wurde von Dr. B. J. unter Narkose untersucht; er sagte ihr, er könne nichts für sie tun, und schickte sie mit dem Rat nach Hause, so ruhig wie möglich zu leben...

Ich war überglücklich, als ich durch Mr. M. von Ihnen hörte, und ich dachte, es gebe nun doch noch eine Chance für meine arme liebe Frau. Ich muss Ihnen mitteilen, dass sie einen wirklich guten Appetit hat. Sie war stets gut aufgelegt, aber in letzter Zeit war sie sehr bedrückt und oft, wenn ich von der Arbeit nach Hause komme, merke ich, dass sie geweint hat oder gerade weint...“

In einem Nachsatz seines Briefes schreibt er: *„Dr. J. sagte, er könne nicht operieren, da der Krebs bereits die Blase befallen habe, und diesen weg-zuschneiden, würde den fast sicheren Tod bedeuten.“*

Am 27. Februar 1899 schickte ich ihr Helleborus vir. Tkt. A mit der Bitte um einen monatlichen Bericht. Am 23. März kam ein Bericht, dass *„neun Tage nach der Mittelgabe ein hellroter Ausfluss begann, der mit sehr dunklem, faserigem und klumpigen Blut vermischt war; gleichzeitig hatte ich (die Patientin) starke Schmerzen in den Hüften und dem Rücken und ein Gefühl des Hinabdrängens; ich konnte weder stehen noch gehen und musste mich ins Bett legen; dies hielt für ein paar Tage an, und dann konnte ich wieder aufstehen. Dies geschah fünfmal während des letzten Monats, wobei ich mich zwischen jedem Anfall etwas besser fühlte. Aber ich habe immer noch manchmal ein stechendes Gefühl, was aber nicht so scharf ist wie zu der Zeit, bevor ich das Pulver einnahm; das Stechen scheint sich mehr in meinem Rücken zu befinden; gestern hatte ich einen leichten Schmerz, der zu meiner linken Brust ausstrahlte. Wie Sie sehen, Herr Doktor“, fährt sie fort, „geht es mir besser; denken Sie nun, dass Sie mich sehen möchten?“*

Am 10. April kam die Patientin in meine Praxis und äußerte sich in den höchsten Tönen zu ihrem wirklich besseren Befinden. In der vergangenen Woche hatte sie eine große Menge blutigen und weißen Ausflusses gehabt und ein Gefühl, als ob etwas in ihrem Rektum und ihren Därmen arbeiten würde; „nachts immer noch ruhelos, aber die Schmerzen sind nicht mehr so stark.“

Die Untersuchung vor Ort war sicherlich nicht so überzeugend wie die Bekundungen der Patientin; die Geschlechtsteile waren blutgebadet, was hauptsächlich von zwei großen granulären Massen zu kommen schien, die von einem harten, befestigten Fundus auf beiden Seiten des *os uteri* herunterhingen. Eine weitere Untersuchung war aufgrund der freien Blutung unerwünscht. Drei Tage nach diesem Besuch sandte ich ihr *Caltha palustris* Tkt. A und bekam seither nur höchsterfreuliche Berichte; in dem vom 30. April schreibt die Patientin: *„Am vierten Tag nach der Einnahme des Pulvers setzten Schmerzen in meinen Hüften, besonders in meiner linken, ein, und am fünften Tag bekam ich einen roten, aber nicht so hellroten Ausfluss wie vorher, einen mehr gelb-roten Ausfluss, der auch nicht weich und faserig, sondern körnig und nicht klumpig war und nur einen Tag dauerte. Ich habe immer noch weißen Ausfluss und denke, dass es der Blase etwas besser geht, wobei der durchdringende, schießende Schmerz nachgelassen hat; ich spürte in den vergangenen zwei Wochen einige Schmerzen dieser Art in der linken Brust, wobei sie ganz geringfügig zum Rektum ausstrahlten."*

In diesem Fall war das bahnbrechende Arzneimittel unzweifelhaft die grüne Nieswurz. *Helleborus niger, foetidus* und *viridi*s sind bemerkenswert bei der Erzeugung einer überwältigenden Depression, die von einem ängstlichen Senkungsgefühl in der Brustgrube und im ganzen Körper, mit gleichzeitiger Schlaffheit und Schwäche des Muskelapparates sowie einem Gefühl von nackter Verzweiflung begleitet ist, was uns bei Krebs, besonders bei szirrhösem Krebs begegnet. *Helleborus viridis* finde ich in seiner Wirkung bei inneren Krebserkrankungen ausgeprägter als *Helleborus nig.*, wobei beide sicherlich sehr oft bei Krebs benötigt werden.

Helleborus nig. zeigt seine volle Kraft bei bestimmten Formen von Lupus im Gesicht und bei alten und hartnäckigen Geschwüren der Beine.

Diese Patientin hat, was ich zu verstehen geben möchte, sehr viel Kummer und häusliche Sorgen ertragen, seit dieser Bericht geschrieben wurde, aber sie ist noch bis zum Zeitpunkt des Schreibens in der Lage, ihre Pflicht zu tun und sich eines großen Maßes an Aktivität zu erfreuen. Wenn man einen Fall wie diesen aus der Entfernung und unter den ungünstigsten Bedingungen, die möglich sind, behandelt, wird man keine Heilung erzielen. Diese arme Patientin kann aller Wahrscheinlichkeit nach nicht gesund werden, wobei sich ihr Leben höchstwahrscheinlich durch die Behandlung verlängert hat, was sie, bis auf wenige Ausnahmen, ohne Morphium führen kann.

Während ich dies schreibe (Mai 1900) erhalte ich einen völlig unerwartet erfreulichen Bericht mit dem Inhalt, dass am dreizehnten Tage nach der Einnahme des letzten Pulvers (*Helleb. foet.*) ein Klumpen ausgeschieden wurde, von dem eine bemerkenswerte Zeichnung geschickt wurde, der die Form der Gebärmutterhöhle hatte und den die Patientin folgendermaßen beschrieb: *„ein höchst seltsamer Klumpen, er war an einigen Stellen dikker als ein Inch, mit weißen Blutgefäßen ausgekleidet und ungefähr sechs Inches groß.“* Ganz offensichtlich folgte eine starke Besserung, da sie nur von einem leichten Stechen und Schießen berichtet. Dies ist sicherlich befriedigend.

Die Besserung, die diese Patientin erfuhr, war so eindrucksvoll, dass eine 62jährige Dame aus der Nachbarschaft, die an einer ähnlichen Erkrankung litt, zu mir in die Praxis kam. Kurz gesagt verlief ihr Fall folgendermaßen: Vor sechs Jahren erfuhr sie eine Verschlimmerung ihrer Leiden, Diarrhöe, Asthma etc. und musste für fünf oder sechs Monate das Bett hüten. Dann wurde ein fibroider Uterustumor diagnostiziert, jedoch konnte ein Jahr später, obwohl sie an einer Blutung litt, der Tumor nicht getastet werden. Vor einem Jahr schied sie lange pilzähnliche Massen und Blutklumpen aus, und ihr wurde erklärt, sie habe unheilbaren Uteruskrebs. Die Operation wurde von einem der besten Chirurgen Londons vorgenommen und stellte sich als nicht erfolgreich heraus, wobei es sich als unmöglich erwies, die gesamte Wucherung zu entfernen. Als sie mich am 6. Mai 1899 aufsuchte, bekam sie Antikamnia-Tabletten, da sie die Morphiumspritzen sehr schlecht vertrug. Sie litt an starken Rückenschmerzen und hatte das Gefühl, von einem Gewicht heruntergezogen zu werden, hauptsächlich auf der rechten Seite, hatte große Schmerzen um den Nabel, ein Senkungsgefühl in der Brustgrube, leichte Verstopfung, aber kein Dysurie.

Bei dieser Patientin war natürlich eine ausgiebige Behandlung nötig; die Behandlung unterschied sich im wesentlichen nicht von der in anderen Fällen, *Crocus sativus* und *vernalis, Helleborus niger, Laurocerasus* und andere Arzneimittel wurden anhand der angezeigten Symptome verabreicht, und nun freue ich mich, sagen zu können, dass sich die Dame einer wirklich guten Gesundheit erfreut; die Verdauung funktioniert, sie ist kräftig, und es gab keinen Gewichtsverlust. Mit einer Ausnahme, nämlich vergangenen September, wo sie eine Woche lang ziemlich starke Beschwerden hatte, war sie fast schmerzfrei. Selbstverständlich ist eine solche Behandlung besser als eine Operation oder Morphingaben. Es ist nicht anzunehmen, dass Fälle, die so weit fortgeschritten sind wie dieser, geheilt werden können.

Wenn man aus dem letzten Fall nur wenig lernen kann, so gibt es im Gegensatz dazu bei dem nächsten sehr viel wertvolle Informationen.

A. C, 54 Jahre alt, seit dreißig Jahren verheiratet, kinderlos, Fehlgeburt zwei Jahre nach ihrer Heirat, hatte seit ihrem siebzehnten Lebensjahr bis vor zwei Jahren Gallenkoliken und war seit vier Jahren wegen uteriner Blutungen in Behandlung, aber erst vor zwei Jahren wurde ein Tumor in der Uteruswand festgestellt. Von einem führenden Spezialisten für Frauenkrankheiten wurde eine Operation abgelehnt, da der Tumor offensichtlich als maligne diagnostiziert wurde. Der beigezogene Chirurg des, ich glaube, Samaritan Hospitals wurde danach aufgesucht und lehnte nach einer Beratung mit anderen eine Operation ab. Die auftretenden Symptome waren nichts anderes als Blutungen, die jeden Tag auftraten, normalerweise von heller Farbe waren, in 24 Stunden nur wenige Stunden aussetzen und letzte Woche nahezu exzessiv waren. Sie hatte starke Rückenschmerzen, Schmerzen beim Abgang der Klumpen, und spürte den Tumor auf den Darm drücken. Sie litt sehr an Verstopfung, gegen die sie auch Medizin einzunehmen hatte, und an einem ruhelosen Schlaf wegen der Rückenschmerzen. In der letzten Zeit hatte sie Schmerzen in der linken Schulter und hinter der linken Brust. Bei der körperlichen Untersuchung wurde eine Masse von großem Gewicht gefunden, die auf den Darm drückte. Dass dieser Fall von höchster Dringlichkeit war, erkennt man eindeutig an der Tatsache, dass ihr Hausarzt erklärte, eine Colotomie müsse bald vorgenommen werden.

Am 5. Januar 1900 verschrieb ich ihr *Laurocerasus* Tkt. A und jeden Abend eine Pille von drei Gran einfacher Ochsengalle.

Am 19. Januar kam die sehr fröhliche Nachricht, dass sie in der ersten Woche Tag und Nacht große Schmerzen gehabt hatte, dann aber in der zweiten Woche weniger Schmerzen als in den vergangenen zwei Jahren, und nun fühle sie sich Überhaupt nicht mehr krank und unwohl wie früher, wenn der Schmerz nachließ. Sie hat immer noch Rückenschmerzen, aber die Schmerzen in der linken Schulter und Brust sind verschwunden - *Keine Gabe.*

Der Bericht vom 2. Februar lautet: Vom 22. bis 26. Januar starke Schmerzen, und in der Nacht des 23. viel saures Erbrechen mit einem schwächenden Gefühl im Abdomen und der linken Seite bis hoch zum Kopf; eine Blutung für zwei oder drei Tage, jedoch ohne Klumpen, die sie sonst in großen Mengen hatte. Sie ist viel kräftiger, obwohl sie wieder mehr an Verstopfung leidet. Das Arzneimittel vom 5. Januar wurde wiederholt.

16. Februar: Ihr ging es bis zum 13. viel besser, aber dann schied sie Klumpen aus, jedoch viel weniger als vor der Behandlung; sie sind manchmal dunkel, manchmal hell und von Rückenschmerzen begleitet; das Gehen verursacht ihr Schmerzen in der linken Hüfte und Lendengegend, aber dennoch kann sie besser gehen und bekommt davon keine Blutung. Sie bekam *Crocus sat.* Tkt. A, und der darauffolgende Bericht ist sehr bedeutungsvoll. Noch am selben Abend hatte sie starke Schmerzen im unteren Bereich des Rückens, schlief in dieser und der folgenden Nacht nur wenig, bekam in der dritten Nacht Magenkrämpfe wie auch Rückenschmerzen und Durchfall, und seither geht es ihr viel besser. Dies war keine Veranlassung für eine weitere Arzneimittelgabe, und als ich sie einen Monat danach wiedersah, erklärte sie selbst, sie habe sich seit vier Jahren nicht mehr so gut gefühlt. Es ist nicht nötig, die Behandlung weiter zu verfolgen. Als ich sie am 4. Mai sah, ging es ihr in jeder Hinsicht besser, sie konnte völlig ohne Beschwerden laufen und außer, dass sie noch

etwas Atemnot hatte, wenn sie Anhöhen erklomm, und immer noch etwas schleimigen Ausfluss hatte, war sie ohne die geringsten Beschwerden.

Wie ich bereits sagte, war dieser Fall informativ; er ist ein sehr gutes Beispiel dafür, wie leicht es ist, das wirklich heilende Arzneimittel zu verwerfen. Anstatt die Schmerzen zu lindern, verursachte das *Laurocerasus* ihr in der ersten Woche sehr viel größere Beschwerden, und hätte ich ihr empfohlen, sie nach drei oder vier Tagen statt nach vierzehn Tagen zu sehen, hätte die Möglichkeit bestanden, dass das richtige Arzneimittel möglicherweise abgesetzt und ein anderes an seiner Stelle ausgewählt worden wäre. Aus diesem Grunde erzielt der eine Arzt gute Erfolge, wo der andere, der ängstlicher und vorsichtiger ist, versagt, obwohl er möglicherweise dasselbe Arzneimittel einsetzt.

Dies ist eine gute Gelegenheit, die Leitsymptome von *Laurocerasus* aufzuführen: Ein Gefühl von Erschöpfung breitet sich im ganzen Körper aus zusammen mit einem sehr schmerzhaften Zustand des starren und verhärteten Gewebes der betroffenen Körperteile, wobei dieser Schmerz im allgemeinen sehr durch Schlaf gebessert wird; es besteht Neigung zu Sickerblutung, wobei sie dann meistens hell und mit gallertartigen Klumpen vermischt ist. Dies betrifft die Brust genauso wie den Uterus und das Rektum, mit der Ausnahme, dass die Blutung im Mund schmerzlos ist, *per vaginam* aber mit großen Schmerzen auftritt.

In den meisten Fällen kann man sehen, dass die Schmerzen, für die es Erleichterung bringt, derart sind, dass sie am unteren Teil des Rückgrats beginnen, sich entweder um das Becken herum oder zum Kopf hoch ausbreiten und von einem Erstickungsgefühl und Übelkeit mit einhergehender Schläfrigkeit begleitet werden sowie einem großen Bedürfnis nach Schlaf, der im *allgemeinen* Erleichterung bringt; bei Fällen mit Schlaflosigkeit ist das Bedürfnis nach Schlaf besonders groß. Die Verdauung ist schwach, es besteht Verstopfung, die Patientin ist niedergeschlagen, hat Blähungen und nach den Mahlzeiten ein Brennen in der Brust sowie ein konstantes Gefühl der Müdigkeit und Übelkeit, sie ist in einer geschwächten Verfassung mit einer Neigung zu Gewichtsverlust und Blutungen, die gering an

Menge und von heller Farbe sind. Seine Blähung ist hörbar und glucksend und rollt im oberen Abdomen umher.

Diese Beispiele einer geglückten Behandlung sind ausreichend, um den Anspruch für die arborivitalen Arzneimittel zu erheben, dass sie in den denkbar schwerwiegendsten Fällen, selbst in den äußerst schmerzhaften Fällen von Krebs, heilend wirken, wenn sie gemäß den Symptomen verschrieben werden.

Dass die fibrösen Tumore der Gebärmutter ebenfalls unter ihre Wirksamkeit fallen, ist natürlicherweise zu erwarten. Diese Tumore sind tendenziell weniger maligne als die wirklichen Krebsarten. Nach Dr. Herbert Snow[5] entwickeln sie, wenn das Alter voranschreitet, oft einen malignen Charakter. Er schreibt folgendermaßen: „Das gleiche gilt (nämlich die Tendenz zur Bösartigkeit) in einem begrenzten Maße für uterine Myome, den bekannten Fibroiden. Einige entwickeln sich schließlich zu Sarkomen. Und auch, wenn dies mit vielen nicht geschieht, selbst nicht in sehr hohem Alter, ist es dennoch wahrscheinlich, dass bei einer sorgfältigeren Überwachung in Krankenhäusern für Frauenkrankheiten (in denen in der Regel die Pathologie nicht gerade eine Stärke ist) sich die Häufigkeit des Auftretens als viel öfter herausstellen würde als es jetzt angenommen wird."

Die Bemerkung, Pathologie sei in der Regel nicht die Stärke der Krankenhäuser für Frauenkrankheiten, ist sehr amüsant. Wahrscheinhch werde ich als nächstes erfahren, Theologie sei nicht die Stärke der Bischöfe!

Dass einige der schlimmsten dieser Fälle nicht maligne werden, kann man an diesem Fall sehen, den ich meinem Werk „Serious Diseases Saved from Operation", S. 13 bis 17 entnommen habe, das jetzt vergriffen ist:

IMMENSER FIBROEDER TUMOR (AN DER GEBÄRMUTTER) BEWIRKT GROSSE SCHMERZEN -

5 „Cancerous and other Tumours", S. 25. London: Bailiere, 1898

In der Nachbarschaft dieses Kindes (auf das ich mich bezog) gab es einen sehr interessanten Fall, über den dieselbe Dame schrieb und mich bat, ihr eine Institution in der Stadt zu empfehlen, wo man die Frau operieren könnte.

Da diese Frau, Mrs. A., intensive Schmerzen hatte, gab ich ihr den Rat, erst einmal Arzneien gegen die Schmerzen einzunehmen, bevor an eine Operation zu denken sei. Ihr Fall, in Beantwortung eines Briefes an mich, verlief folgendermaßen:

„16. Oktober 1895

Sehr geehrter Herr Dr. Cooper,

vielen Dank für Ihren freundlichen Brief, den ich heute morgen erhielt. Ich muss sagen, dass ich in erster Linie schon seit Jahren einen fibroiden Tumor in der Gebärmutter habe, unter dem ich zeitweilig sehr leide.
Im Mai 1887 bekam ich eine Augenkrankheit (Glaukom), und war im Royal Westminster Ophthalmie Hospital, Chandos Street. Dort wurde ich an einem Auge operiert, wonach beide einige Zeit in einem schlechten Zustand waren. Dann wollten sie mir das Auge herausnehmen, aber ich dachte, ich könnte das nicht machen lassen. Dann gab man mir den Rat, nach London ins Homoeopathic Hospital zu gehen, was ich dann auch im Juni tat, und ich bin sehr dankbar dafür, denn nach einiger Zeit wurden die Augen wieder viel besser.
Etwa zwei Jahre später war ich im selben Krankenhaus wegen des anderen Auges in stationärer Behandlung, und es ging mir ohne Operation besser.
Doch nun zu letzterer Beschwerde. Letzten Freitag war es sechs Wochen her - ich habe mich auch früher schon unwohl gefühlt, das ist nichts Ungewöhnliches für mich - als ich in der Magengrube intensive Schmerzen bekam, es fühlte sich so an, als wurde der Magen an Schnüren heraufgezogen, dann schossen Schmerzen durch meine Brust, unter meinen Armen herauf und durch meinen Rücken, dies dauerte vier Stunden; danach ging es mir für ein oder zwei Stunden wieder gut, dann setzten um halb neun die Schmerzen wieder ein und dauerten bis drei Uhr an; da-

nach war mir übel, und ich erbrach eine große Menge, die äußerst übel roch; nach zwei oder drei Tagen hatte ich einen weiteren Anfall, danach eine Woche Pause, dann wieder einen und so weiter bis zum letzten Sonntag. Dann hatte ich einen Anfall am Nachmittag und einen weiteren am Abend, noch einen am Montag Nachmittag und gestern einen nachmittags und noch einen abends; gestern konnte ich jedoch nichts Nennenswertes erbrechen. Wenn ich mich erbrochen habe, geht es mir sofort besser, ich fühle mich erschöpft und kann sofort einschlafen. Darüber hinaus habe ich am ganzen Körper äußerst scheußliche Reizungen, besonders stark sind sie jedoch an den Handflächen und Fußsohlen, zeitweilig erscheint es wirklich unerträglich, es ist nichts zu sehen, aber die Haut ist sehr trocken und heiß.
Dann möchte ich noch den Urin erwähnen, der eine sehr dunkle Färbung hat und sehr gelb ist.“
In ihrem Brief fährt sie fort, ihrer Überzeugung über die Notwendigkeit eines Krankenhausaufenthaltes Ausdruck zu verleihen und schließt mit den Worten: *„Ich habe gestern eine sehr ruhe- und schlaflose Nacht verbracht und fühle mich heute morgen schlecht; habe sehr wenig Appetit und getraue mich gar nicht, etwas zu mir zu nehmen.“*
Anstatt jedoch ins Krankenhaus zu gehen, wurden die Schmerzen durch die Behandlung so weit verringert, dass sie am 3. Dezember 1895 in der Lage war, mich aufzusuchen, und anlässlich dieses Besuches stellte ich fest, dass sie an einem immensen Tumor litt, der sie schon allein durch sein Gewicht in beängstigender Weise hinunterzog und den gesamten Beckenraum sowie das untere Abdomen ausfüllte.
Sie war 58 Jahre alt, ihre Wechseljahre hatten zwölf Jahre zuvor eingesetzt, und mit ihnen begann auch ihr Leiden; zu dieser Zeit wurde auch der Tumor entdeckt, von dem man annahm, er habe schon viel länger existiert. Ihr gegenwärtiger Zustand ist wie folgt:
Fortwährender Schmerz und das Gefühl eines Gewichts in der Brustgrube, am Morgen nicht so stark; nach dem Essen wird es schlimmer, sie muss ihre Kleider lockern und sich hinlegen. Die Schmerzattacken waren vor der Einnahme meiner Arzneien schlimmer, jetzt sind sie jedoch noch hartnäckiger; ihre Übelkeit ist geringer geworden und folglich spürt sie eine geringere Erleichterung von ihren Schmerzen. Des Nachts kommt sie kaum zur Ruhe; schreckliche Reizungen am ganzen Körper - Hände

und überall - nachts schlimmer. Verursachung durch Wärme. Normale Verdauung.
Man kann sagen, dass die wirkliche Behandlung dieses Falles jetzt erst begann. Ich setzte ihr auseinander, wie ernst ihre Krankheit war und wie einfach meine Behandlung sein würde, sollte sie sich dazu entschließen, bei mir in Behandlung zu bleiben; dass die einzige Alternative eine schwere Operation wäre, für die sie, da sie jetzt in der Stadt wäre, Vorbereitungen treffen könnte, und ich für meinen Teil ihr natürlich raten würde, dieselbe Behandlung, die schon teilweise übernommen worden war, durchzuführen, obgleich ihr Fall der medizinischen Behandlung die schwerstmögliche Prüfung auferlegen würde. Sie wählte die Behandlung durch mich, und so begann ich damit, ihr *Atropa Belladonna* Tkt. A mit einer Verschreibung für *Magnesia Carbonica* C 200 zu verabreichen. Im Schmerzfall jede dritte Stunde zwei Tabletten.
20. Dezember 1895 - Es geht ihr sehr viel besser; hat seit drei Tagen nicht so starke Schmerzen gehabt, um Tabletten einnehmen zu müssen. Ist kürzlich viel auf den Beinen gewesen, was ein starkes Gefühl des Hinunterziehens verursachte. *Keine Gabe.*
27. Januar 1896 - Bis vor zwei Wochen ging es ihr besser, aber seither hatte sie jeden Tag Schmerzen, wobei ihr die Tabletten nicht mehr so wie anfangs helfen. Hatte letzten Sonnabend nach dem (frühen) Abendessen einen sehr schlimmen Anfall, der bis neun Uhr anhielt, mit starker Übelkeit, die Reizung der Haut ist jetzt so schlimm wie eh und je. Konnte letzte Nacht überhaupt nicht schlafen.
Ich sandte ihr *Daphne mezereum* Tkt. A.
Danach besserte sich die Reizung der Haut, die Schmerzen kehrten jedoch zurück, und sie hatte große Probleme mit Blähungen, die jedoch mit mehr oder weniger Erfolg behandelt werden konnten. Am 20. April klagte sie immer noch über große Schmerzen, die mit Brechreiz, Übelkeit und Hautreizungen einhergingen, wobei sich alle Symptome nach den Mahlzeiten verschlimmerten.
Dafür gab ich ihr *Cephaelis ipec.* Tkt. A, und ich übertreibe nicht, wenn ich sage, dass ihre Genesung seitdem nahezu ununterbrochen und auf wirklich wunderbare Weise fortschreitet.
Seit April habe ich nur zweimal persönlich von ihr gehört, indirekt erhalte ich jedoch ständig Bericht. Das eine Mal, wo sie persönlich schrieb,

war am 25. Mai 1896. Ihr Brief lautet folgendermaßen:
„Von Mrs. D. hörte ich neulich, dass Sie meinen, ich sollte Ihnen öfter schreiben, ich tue dies nicht aus dem Grunde, weil ich Sie nicht öfter belästigen möchte als nötig und nicht, bevor es mir wieder viel schlechter geht. Mir geht es besser und ich bin sicher, dass Ihre Behandlung mir gut tut; ich bin dünner geworden, habe weniger Schmerzen, kann besser essen und leide nicht so stark an Übelkeit. Klingt das nicht alles sehr ermutigend?“
Das nächste Mal schrieb sie mir am 17. Juni 1896 und bat mich um eine Arznei, da sie bedrohliche Schmerzen hatte.
Ein gemeinsamer Freund schreibt unter dem Datum vom 23. Januar 1897: *„Ich habe Mrs. A. getroffen, die sich seit Jahren nicht mehr so gut gefühlt hat; seit einem Monat oder mehr hat sie kaum Schmerzen gehabt; sie sagt, das sei einfach wunderbar, sie hat fast Angst, darüber zu sprechen.“*
Hier handelt es sich also um einen Fall, der dem Messer des Chirurgen buchstäblich entrissen wurde. Die Patientin ist zwar sehr dankbar, aber damit hat die Angelegenheit ein Ende.
Die obige Patientin sah ich nur einmal wieder, als sie ungefähr vor einem Jahr zu mir kam mit einem Gefühl, als ob ein großes Ziehen nach unten im Becken herrsche. Dies kam offensichtlich von dem zusammengeschrumpften Tumor, der versuchte, seinen Weg in die Beckenhöhle zu finden. Aus diesem Grunde riet ich ihr, der Angelegenheit einfach ihren Lauf zu lassen, ganz besonders, da ihr Gesundheitszustand ansonsten ausgezeichnet war, und vor einigen Wochen erhielt ich die Nachricht, sie sei völlig gesund.
Mrs. A. lebt, oder lebte bis vor kurzem, in Horsham, und kann jedes Wort des obigen Berichts bezeugen.
Unsere Krankenhäuser könnten nicht existieren, wenn solche Patienten auf diese einfache Art und Weise zu Hause behandelt würden, folglich geraten solche Behandlungsmethoden in Konflikt mit bestehenden Interessen.

KAPITEL V

Anämische Ulzeration des Magens - Maligne Ulzeration: zwei Fälle - Magenulzeration, die maligne zu werden droht - Kurze Bemerkungen zu Ornithogalum umbellatum.

Dieses Kapitel besteht hauptsächlich aus einer Abhandlung, die in *The Homoeopathic World* im April 1898 erschien; dies ist ein Nachdruck mit einigen wenigen Ergänzungen.

ARBORTVITALE MEDIZIN

Es dürfte unmöglich sein, einen noch treffenderen und zufriedenstellenderen Beweis für die große Kraft, die den Pflanzenarzneien unabhängig von der Zubereitung innewohnen, zu erbringen, als es die folgenden Fälle vermögen:

I. Fall - (anämisches) Magengeschwür

Der erste Fall handelt von einer 30jährigen Barmherzigen Schwester, die zum ersten Mal am 15. November 1897 zu mir kam, bei der ausgeprägte Anämie in der Anamnese zu finden war und die seit zwölf Jahren an Magenbeschwerden litt. Mit achtzehn Jahren setzten die Symptome ein mit Anämie und dem Ausbleiben der Menstruation für sechs Monate; seither setzte die Monatsblutung noch einmal für ungefähr denselben Zeitraum aus, und nun ist seit zweieinhalb Jahren nichts mehr zu sehen gewesen. Für gewöhnlich hatte sie häufig linksseitige submamilläre Schmerzen, heute ist dies jedoch nur noch gelegentlich der Fall. Ihr Hauptsymptom ist ein Schweregefühl im Magen nach den Mahlzeiten; dieses Gefühl hält so lange an, bis Schaum zusammen mit viel klarer Flüssigkeit in ihren Mund tritt, worauf sie dann ihr Essen erbricht, was ihr große Erleichterung verschafft. Magen manchmal sehr aufgebläht, im allgemeinen morgens, in der letzten Zeit eher ein Leeregefühl als ein Schweregefühl nach den Mahlzeiten. Fühlt sich, wenn diese Empfindungen auftreten, erschreckend niedergeschlagen. Verdauung ist regelmäßig, aber zwei Jahre lang litt sie an hartnäckiger Verstopfung; kein Blutstuhl, kein Gefühl des Hinunterziehens des Uterus oder Leukorrhoe.
Actaea racemosa Tkt. A verabreicht. - Eine Freundin übermittelt mir die Nachricht (29. November), dass es der Schwester „viel besser ging, bis letzte Nacht, wo sie sich wie aufgebläht fühlte und außerdem heute Morgen unfähig war, etwas zu sich zu nehmen."

Berichtet weiter, ihr sei am Samstag, dem 27., nach dem Abendessen wieder übel geworden, das einzige Mal innerhalb von vierzehn Tagen. Ihre Gemütsverfassung ist viel besser, hauptsächlich klagt sie jetzt über starke Blähungen und einen sauren Geschmack im Mund, wie von einer Gärung, und als ob alles sauer werden würde.

Wegen dieses letzten Symptoms hielt ich es nicht für notwendig, das ausgesuchte Mittel zu ändern und gab ihr wiederum *Actaea rac.* Tkt. A.

Eine ihrer Mitschwestern berichtet (15. Februar 1898), dass in jeder Hinsicht die Besserung fortschreitet und sie sich allem Anschein nach bester Gesundheit erfreut, obgleich ihre Menstruation immer noch ausbleibt.
Ich hatte bei der Auswahl der Arznei mehr die früheren Symptome als den gegenwärtigen Zustand der Patientin im Blick. Die submammillären Schmerzen, früher ein hervorstechendes Symptom, waren zusammen mit der Anämie und der Neigung zu einer unregelmäßigen Menstruation ein charakteristischer *Actaea*-Zustand.

Sie blieb weiterhin vollkommen gesund.

II. Fall - Magengeschwür, allem Anschein nach maligne

Miss J., 50 Jahre alt, eine dünne, hagere, eingefallen wirkende Frau. Datum der Fallaufnahme: 6. November 1897. Hat vor fünfzehn Jahren Blut erbrochen und sieht diesen Zeitpunkt als Beginn ihrer Leiden an, hat jedoch schon immer eine Neigung zu Magenschmerzen gehabt.

Symptome: Schmerzen im Magen, verbunden mit Übelkeit; Erbrechen zwei bis drei Mal täglich; empfindet in jedem Nerv des Körpers einen Druck, manchmal in einem Teil, dann wieder in einem anderen, mit Schmerzen quer über die Brust, manchmal nach dem Essen, manchmal in der Nacht, und manchmal bei leerem Magen; ziemlich viel Blähungen und manchmal ein Gefühl, als ob der untere Bereich der Brust geschwollen ist; gelegendich Sodbrennen mit Hochbringen von Nahrung; unangenehmer Fäulnisgeschmack am Morgen; schlechter Schlaf aufgrund der Schmerzen; phantasierende Träume; Verstopfung. Bisherige Behandlung durch verschiedene Ärzte im Kilburn Dispensary, in einer homöopathischen Apotheke und in einem großen homöopathischen Krankenhaus.

Ich verschrieb ihr *Ornithogalum umbellatum* Tkt. A.

13. November - Seit Montag, dem 8., keine Übelkeit, hat jedoch noch Schmerzen; die Druckschmerzen sind schlimm; der Schmerz im Bereich der unteren Brust ist konstant, aber es ist jetzt nachts besser als vor der Arzneimittelgabe; wacht nachts schweißgebadet auf - eine neue Erscheinung; Träume unverändert; Druck in der unteren Brust ist gleichgeblieben; Sodbrennen und unangenehmer Geschmack viel besser; Verstopfung. *Keine Gabe.*

27. *November* - Es ging ihr viel besser, aber heute, als sie hierher kam, wieder große Schmerzen in der Brust, linke Seite schlimmer; weniger Nachtschweiß; „vor den Schmerzen wird ihr kalt"; kein Sodbrennen, aber

noch unangenehmen Geschmack und Verstopfung. Erneut *Ornith. umb.* Tkt. A.

11. Dezember - Schmerzen über die Brust viel besser geworden; Schweiß weniger; Kälte gleichgeblieben; hatte am Tag nach der Gabe weichen Stuhl; seit einer Woche drei oder vier Mal täglich Stuhlgang; schläft besser und träumt weniger. *Keine Gabe.*

19. Januar 1898 - In jeder Hinsicht große Besserung eingetreten; Nahrung bleibt gut unten; Erbrechen ungefähr zweimal die Woche; Schweiß weniger; Verstopfung. Keine Gabe.

8. Februar - Sieht wie eine ganz andere Frau aus; nicht ein einziges Mal Übelkeit gespürt; hat noch einige Beschwerden, kann die Schmerzen jedoch besser ertragen; Mund und Kehle sind morgens trocken. Wiederholung einer Einzelgabe *Ornith. umb.*

Das *Ornithogalum umb.* ist ein Verwandter des Knoblauchs (*Allium sativum),* und genau wie der und *Allium cepa* bewirkt es Verdauungsstörungen mit einem exzessiven Aufstoßen von Winden (Siehe S. 88).

Nachdem ich diesen Bericht geschrieben hatte, verstarb die Schwester der Patientin an Magenkrebs. Sie hatte ich nicht behandelt.

Nach Abfassung des Berichtes hat diese Patientin bei ungefähr drei Gelegenheiten eine Gabe *Ornith. umb.* gegen ihre Schmerzen benötigt, und als ich sie wiedersah (Mai 1899), war sie bei fast vollkommener Gesundheit.

III. Fall - Magengeschwür, allem Anschein nach maligne

Mein dritter Fall ist in vielerlei Hinsicht wie der letzte. Eine Dame bat mich darum, ihr für folgendes etwas zu verschreiben:

Mrs. K., 62 Jahre alt, wohnhaft in Hammersmith, verwitwet, eine arme Schneiderin. Datum der Fallaufnahme: Januar 1898. Letzten Sommer war es zwölf Monate her, dass sie begann, übermäßig viel Blut zu erbrechen, Blutstuhl hatte und sehr krank wurde. Vierzehn Tage war sie ohne Bewusstsein; ihre Lippen wurden nur mit Eis und Brandy feucht gehalten, „sie wurde jedoch künstlich ernährt". Nach langen Monaten der Krankheit erholte sie sich allmählich wieder, ernährt sich aber seither nur von Milch, dünnen Suppen und Haferschleim.

Zur Zeit wird sie wieder von denselben Symptomen bedroht, sie hat kürzlich Blutklumpen erbrochen und hat das Gefühl, wann immer sie sich im Bett umdreht, als drehe sich ein mit Flüssigkeit gefüllter Beutel mit ihr. Ihr Doktor sagt, sie leide an Magengeschwüren, sie könne nie geheilt werden, sie könne jedoch bei einer vorsichtigen Lebensweise etwas länger leben. Sie leidet sehr an geschwollenen Füßen und Beinen und an der Unfähigkeit, ohne Mühe bei ihrer Arbeit zu gehen. Ihre Mutter, ihre Tante und ihr Bruder starben an Krebs. Am 12. Januar 1898 gab ich ihr *Ornith. umb.* Tkt. A.

Am 23. Januar 1898 schreibt die Dame: *„Mrs. K. teilte mir mit, sie habe die Arznei am 12. eingenommen und könne kaum glauben, dass es möglich ist, dass das Pulver so eine große Besserung bewirkt habe. Ich (die Dame) hörte nochmals von ihr die Bemerkung, sie mache weiterhin Fortschritte, und am letzten Freitag, als ich sie besucht habe, fand ich, dass sie richtig strahlend und viel kräftiger aussah. Sie erzählte mir, dass der ganze Druck auf den Magen verschwunden sei und der Flüssigkeitssack', wie sie es beschreibt, der in ihrem Inneren herumrollte, sich verloren zu haben schien,* *und sie jetzt nichts mehr davon fühle; was sie (die Schreiberin) aber in besonderem Maße beeindruckte, war die Heiterkeit, das Freisein von Druck, das ihr ein Gefühl der Leichtigkeit gab."*

Ich gab ihr nichts weiter und erhielt am 10. Februar die Nachricht, dass es ihr wieder gar nicht gut gehe und dieselben Symptome an der rechten wie an der linken Seite des Magens aufgetreten seien, ein großer Druck und ein ziehendes Gefühl, genauso wie sie es lange Zeit immer gefühlt hatte, bevor das Erbrechen von Blut einsetzte.
Nochmals *Ornith. umb.* Tkt. A.

Am 17. Februar erhielt ich diesen Brief:

„Sehr geehrter Herr Dr. Cooper,

gestern Morgen kam mich Mrs. K. zu Fuß besuchen. Sie sah wirklich gut aus und hatte rosige Wangen. Sie erzählte mir, dass sie von Ihnen nochmals so ein wunderbares Pulver erhalten habe, das sie eingenommen und sich fast unmittelbar danach wie eine ganz andere Frau gefühlt habe. Die ziehenden Schmerzen haben aufgehört, und der schreckliche Druck und das Krankheitsgefühl haben sich fast sofort gebessert. Sie sagte mir, sie sei bei ihrer Arbeit singend herumgelaufen, fühle sich leicht und glücklich, und der Flüssigkeitsbeutel, den sie als in ihrem Magen hin- und herschwankend beschreibt, habe Ruhe gegeben, usw. Sie sah wirklich so gut aus, dass ich denke, ihre Krankheit muss heilbar sein. Glauben Sie das nicht auch? Die Veränderung ihrer Erscheinung gestern war so groß im Vergleich zum letzten Mal, wo ich sie gesehen habe."

11. März 1898 - Bericht erhalten: Mrs. K. erfreut sich bester Gesundheit.

Ich erhielt keinen weiteren Bericht über die Patientin bis zum 2. November 1899, als sie wieder zu mir kam und über ein ziehendes Gefühl und ein allgemeines Unbehagen im Magen klagte; ansonsten war ihr Gesundheitszustand sehr gut. Die Beschwerden verschwanden sofort, als ich ihr obiges Arzneimittel verabreichte. Wenn man überlegt, dass sie im März dieses Jahres (1900) ihren 66. Geburtstag feierte, so ist dies außerordentlich zufriedenstellend.

Diese Fälle sprechen alle für sich; es bedarf keines weiteren Kommentars. Ich liefere hier nur die Fakten, und die Leser mögen selbst daraus die Schlüsse ziehen, die sie mögen.

Über den nächsten Fall berichte ich hier zum ersten Mal:

MAGENGESCHWÜR, DROHENDE BÖSARTIGKEIT

Florence F., 22 Jahre alt, (Datum der Fallaufnahme 12. Mai 1898) wurde mit 17 Jahren im London Hospital wegen Anämie und Magenkrankheit behandelt; sie blieb sieben Wochen in Behandlung und kehrte dann an ihre Arbeit zurück, nur um sich wieder zu erschöpfen, und musste ein Jahr danach mit denselben Symptomen und zusätzlich Magenbluten ins London Temperance Hospital eingewiesen werden. Dort diagnostizierte man ein Magengeschwür.

Sie blieb fünf oder sechs Wochen im Krankenhaus und ging dann aufs Land; nahm danach ihre Arbeit wieder auf, musste sie aber wegen Scharlach wieder aufgeben.

Darauf folgend setzten die Magensymptome wieder ein; sie wurde zu Hause behandelt, jedoch ohne Erfolg und war gezwungen zu versuchen, eine Einweisung ins University College Hospital zu bekommen. Das war vor zwei Jahren. Dort blieb sie sieben Wochen lang und wurde dann in ein Genesungsheim in Eastbourne verlegt, wo sie einen Monat auf Milchdiät blieb. Wiederum nahm sie ihre Arbeit auf, war aber gezwungen, sie wieder aufzugeben und in ein Heim in St. Leonards zu gehen und von dort wiederum ins University College Hospital, um dann, nach einem dreiwöchigen Krankenhausaufenthalt, wieder bis November an ihre Arbeit auf dem Lande zu gehen, bevor ich sie sah. Danach bekam sie zum dritten Male eine Aufnahmegenehmigung für das University College Hospital und blieb dort in Behandlung, bis sie erneut für zehn Wochen in stationärer Behandlung im Krankenhaus von Eastbourne (Princess Alice‘s) war.

Danach kam sie zurück in die Stadt, wo es ihr im letzten Monat immer schlechter ging.

Symptome: Große Schmerzen nach dem Essen, von der Magengrube zum Rücken ausstrahlend, mit gewaltigem Brechreiz; submammilläre Stiche, die schümmer werden, wenn sie würgen muss. Hatte in den letzten sieben Wochen Blutbrechen. Der Schmerz in der Brustgrube hält unverändert an; musste letzte Nacht Senfumschläge machen, um sie zu lindern.

Die monatlichen Perioden sind unregelmäßig; die letzte ist vier Monate her.

Bei dem Versuch zu essen überkommt sie ein Schwächegefühl, und sie bekommt einen Blutgeschmack im Mund, hat Kopfschmerzen über den Augen und ein Hämmern im Kopf, das sich von der Stirn bis zum Hinterhaupt erstreckt und unregelmäßig auftritt.

Verschreibung von *Actaea rac.* Tkt. A. Sie berichtet eine Woche später, sie erbreche alles. Gabe wiederholt.

23. Juni 1898 - In den letzten paar Wochen gute Fortschritte gemacht; ist nur sehr verstopft; kann Nahrung viel besser bei sich behalten. *Ferr. phos.* D 3, 3 Drachmen, zwei Gran dreimal täglich.

7. Juli - Es geht ihr viel besser, kann jetzt Heisch essen, was sie seit ihrem siebzehnten Lebensjahr nicht mehr gekonnt hatte, hatte zwei oder drei Tage lang Nasenbluten. Monatsblutung immer noch unregelmäßig, immer noch Verstopfung.
Spiraea ulmar. Tkt. A.

27. Juli - Behält Nahrung gut bei sich, hat jedoch gelegentlich Nasenbluten und auch Magenschmerzen. *Ferr. phos.* D 1, ein Gran in Einzelgabe.

15. September - Übelkeit, wenn sie versucht zu arbeiten, und immer noch Verstopfung. Bis zu diesem Zeitpunkt ist die allgemeine Besserung des Gesundheitszustandes vorangeschritten, es ist jedoch offensichtlich, dass dieser noch nicht optimal ist; die langanhaltende Schwäche hat ihre Spuren hinterlassen und in trauriger Art und Weise die Verdauungsorgane geschwächt.

Bei diesem Stand der Dinge gab ich ihr eine Einzelgabe *Ornithogal. umb.*, worauf sie kurz danach ihren Dienst wieder aufnehmen konnte und seither völlig gesund ist.

Ich halte es für angebracht, an dieser Stelle einige Bemerkungen über diese sehr interessante Pflanze einzufügen.

ORNITHOGALUM UMBELLATUM

„Das *Ornith. umb.* (*siehe* Treasury of Botany, unter ORNITHOGALUM: London, Longmans) ist ein gewöhnliches Unkraut, das in vielen Teilen Englands und Schottlands verbreitet ist. Es ist bekannt unter dem Namen ‚der Stern von Bethlehem' aufgrund seines reichlichen Vorkommens in Palästina und seiner sternenförmigen Blüten. Außerdem nimmt man an, es sei der in der Bibel erwähnte Kot der Friedenstaube (2. Buch Könige, Kap. VI). Seine Zwiebeln, die gekocht gesund und nahrhaft sind, werden bis zum heutigen Tage in Palästina gegessen. Die Gattung ist eng verwandt mit dem Blaustern (Scilla). Sie unterscheiden sich nur in den Blüten, die beim Ornithogalum beständig sind und nicht jährlich die Blätter abwerfen, und die weiß, grünlich oder gelblich sind anstatt blau. All diese Arten sind Zwiebelpflanzen mit Blättern, die von der Wurzel ausgehen und nicht den Stamm einhüllen, und endständigen Blütentrauben, von denen jede Blüte ein verwelkt aussehendes Deckblatt hat. Ihre Blütenhülle hat sechs einzelne Segmente, die sich sternförmig ausbreiten; und ihre sechs Staubblätter haben abgeflachte Staubfäden und sind fast außerhalb der Blütenhülle."

Da sie zur Familie der Liliaceae gehört, ist sie botanisch verwandt mit *Asparagus off., Paris quadrifolia, Convallaria majalis, Scilla maritima, Agraphis nutans, Colchicum autumnale, Allium sativum, Allium cepa und Polygonanum off.,* neben natürlich vielen anderen, weniger bekannten aber wertvollen Arzneimitteln.

In Bezug auf Krebs machte ich meine Bekanntschaft damit aufgrund der sehr charakteristischen Störungen, die es bei einer Frau hervorrief, die sehr sensibel auf alle zwiebelähnlichen Aromastoffe in Nahrungsmitteln reagierte. Sie nahm mittags die Arznei ein und noch am gleichen Abend kam es zu einer Auftreibung des Zwölffingerdarms, begleitet von häufigem übelriechendem Aufstoßen, so dass sie gezwungen war, ihre Kleidung zu lockern, dies alles ging einher mit äußerst schweren Depressionen und Selbstmordgedanken, einem Gefühl völliger Erschöpfung und einem schmerzhaften Sinkgefühl in der Brustgrube sowie einem Übelkeitsgefühl, das sie den größten Teil der Nacht nicht schlafen ließ und mehrere Tage lang nicht verschwand.

Die von dieser Störung Betroffene war ungefähr 54 Jahre alt, mit einem völlig sanguinischem Temperament, einer Neigung zur Verdauungsschwäche, und mit einer Vorgeschichte von pleuritischen Anfällen und einer möglichen tuberkulösen Veranlagung, aber andererseits von keiner festgesetzten Krankheit betroffen und nicht empfindlich auf Arzneimittel.

Seit der oben berichteten arzneilichen Erregung hat sich ihre allgemeine Kraft, die Verdauung und die Fähigkeit zur Lebensfreude sichtlich gebessert.

Bei jenen Menschen, die sensibel auf das *Ornithogalum umb.* reagieren, geht es sofort zum Pylorus, verursacht dort schmerzhafte krampfhafte Kontraktionen und dehnt das Duodenum mit Winden aus, wobei die Schmerzen konstant zunehmen, wenn die Nahrung versucht, den Pylorus am Magenausgang zu passieren. Niedergedrücktheit, ein Gefühl von Schwäche und Übelkeit vor der Nahrungsaufnahme mit Schmerzen, Hitze und Wundheit in der Brustgrube, ein erstickendes Gefühl und Schmerzen unter den Achseln, in den Schultern und der Wirbelsäule, ständiges übelriechendes Aufstoßen, eine belegte Zunge und Neigung zur Diarrhöe mit einem Verlangen, in der Nierengegend gestützt zu werden, und einem schwachen Gefühl in den Knien, verlangen nach diesem Mittel.

Ein quälendes Gefühl in der Brust und im Magen, vom Pylorus ausgehend, mit Blähungen, die wie Bälle von einer Seite zur anderen rollen, Appetitverlust, schleimiges Würgen und Abmagerung weisen ebenfalls daraufhin.

KAPITEL VI

Krebs, innerlich und äußerlich: im Vergleich - Ein Fall von Krebs, sowohl am Hals als auch in der Brust - Ein Fall von Brustkrebs - Die Behandlung von Krebs im Bauchraum völlig anders als Brustkrebs - Ferrum picricum bei warzigen Gewächsen - Zwei Fälle von lupoiden Warzen.

Die Aufteilung von Krebs in einen inneren und äußeren findet beim modernen Wissenschaftler, der nichts als ein Pathologe ist, keine Billigung.

Da keine Straße, die nicht zu Earl's Court fuhrt, ihren Namen wert ist, so ist keine Krankheitsklassifikation der Betrachtung wert, die nicht den Erfordernissen der Pathologie entspricht; nichtsdestotrotz ist diese einfache Einteilung in innere und äußere Krebsleiden absolut erforderlich, wenn die Frage der Heilbarkeit der Krankheit in Betracht gezogen wird.

Die dargelegten Fälle zeigen, dass der Zusammenbruch vieler innerer Krebsarten in der Tat eine sehr einfache Sache ist, und dieser zufriedenstellende Beweis wird sehr leicht durch die Möglichkeit erlangt, dieses erwünschte Ergebnis zu erzielen.

Der Erweis des Einflusses von Einzelgaben auf die äußeren Krebsarten, von denen der Brustkrebs den bei weitem größten Anteil ausmacht, ist auf keinen Fall genauso zufriedenstellend; die enorme Wirkung der Arborivitalarzneigaben, die sich in der offensichüichen Verkleinerung des Krebses ausdrückt, erfordert - allgemein gesagt - bei Krebsleiden von äußeren Körperteilen einen längeren Zeitraum, und darüber hinaus ist es schwieriger, die angestauten Keime des Krebses, so wie es bei Schwellungen der Fall ist, zu zerstreuen, wenn sie dergestalt lokalisiert wurden.

Dieser Aussage ist nichts mehr hinzuzufügen; sie bedarf der Qualifikation. Dies trifft haargenau auf die Brustkrebsarten zu, jedoch bei den szirrhösen Geschwülsten des Halses halte ich es durch den nächsten Fall sowie den auf S. 36 beschriebenen für bewiesen, dass Arzneimittel sehr prompt wirken, auch wenn ein heilendes Gewebe nicht immer garantiert wird.

Durch zahlreiche Beobachtungen ziehe ich die Schlussfolgerung, dass Krebs, besonders in einer kumulierten Form, sehr leicht behandelt werden kann, und dass ein Arzt, wenn er einen Krebs zerstreuen möchte, sozusagen großes Fingerspitzengefühl bei der Handhabung seiner Arzneimittel an den Tag legen muss. Vor allen Dingen muss man der Krankheit *Ruhe* gönnen, eine Ruhe besonders vor Arzneien; mit anderen Worten gibt dies den Ausspruch von Hahnemann wieder, der besagt, dass solange die Wirkung von Arzneimitteln andauert, sie nicht gestört werden sollte.[6]

Nehmen wir zum Beispiel diese Erfahrung: Eine 73jährige Dame suchte unter diesen Umständen meinen Rat. An der linken Seite des Halses hatte sie seit etwa zwanzig Jahren einen szirrhösen Krebs, auf den sie vor sechs Jahren einen heftigen Schlag bekommen hatte. Die Folge des Schlages war eine Verminderung der Geschwulst, die zuvor ständig an Größe zugenommen hatte, aber gleichzeitig mit der Verminderung trat eine Schwellung gleicher Art in ihrer rechten Brust auf.

Danach wurde die Brust aktiv und begann stetig anzuwachsen, bis sie groß und herabhängend und schwer war und zu platzen drohte; so schlimm, dass ihr Hausarzt ihr sagte, dass eine Operation unweigerlich nötig wäre, und dass ihre einzige Überlebenschance darin bestünde, innerhalb einer Woche operiert zu werden.

Bei diesem Stand der Dinge suchte sie mit folgenden Worten meinen Rat: „Ich bin jetzt 73 Jahre alt und habe normalerweise nicht viel länger zu leben, aber solange ich noch am Leben bin, will ich auf keinen Fall verstümmelt werden."

Mein Ratschlag war, sich einer meiner Ansicht nach natürlichen Behandlung von Krankheit zu unterziehen, und dass ich - obwohl ich nicht versprechen könnte, eine große Masse des Krebses zu ihren Lebzeiten aus ihrem Körper zu eliminieren - ihr dennoch versichern könnte, dass sie aller Wahrscheinlichkeit nach noch zwei oder drei Jahre länger leben könne und vielleicht sogar an etwas völlig anderem als Krebs sterben würde.

6 „Chronische Krankheiten" von S. Hahnemann, Band I, S. 155

Gleichzeitig achtete ich darauf, sie darauf hinzuweisen, dass es oft Gründe für ein Zweifeln geben könne, aber wenn sie sich für meine Behandlung entschieden hätte, würde ich von ihr erwarten, komme was da wolle, die Behandlung bis zum Schluss durchzustehen.

Bei dem Fall dieser Dame ist es nicht nötig, weiter ins Detail zu gehen, es reicht aus zu sagen, dass die Größe der cervikalen Schwellung kurz nach Einnahme der Arborivitalarzneien schnell abnahm, wo hingegen die der Brust schnell zunahm.

Deshalb traf jetzt die von mir gegebene Warnung, nicht ängstlich zu sein, schon so früh während der Behandlung gleich auf beide zu, Arzt und Patientin, ich für meinen Teil war jedoch zuversichtlich, dass die Wirkung auf die cervikale Schwellung günstig war, und dass die Vergrößerung der Brust von nichts anderem als einer günstigen Wirkung kommen könne und sie aller Wahrscheinlichkeit nach, obwohl es so bedrohlich aussah, nicht bersten würde. Der darauffolgende Fortschritt bestätigte meine Ahnungen vollständig, und mit der größten Genugtuung bin ich nun in der Lage festzustellen, dass diese Dame ihr 79. Lebensjahr erreicht hat und sich, ihrem Alter entsprechend, guter Gesundheit und Zufriedenheit erfreut; dass ihr Brustkrebs nicht platzte, obwohl es zeitweilig so aussah und momentan an Größe abnimmt; dass die Schwellung des Halses kaum noch wahrnehmbar ist und die Dame seit vier Jahren, seit sie mit der Behandlung begonnen hatte, niemals mehr einen Tag krank im Bett verbracht hat. Wenn sie nun, wie sie selbst bemerkte, tatsächlich an Krebs sterben würde, dann mit einem Gefühl der Dankbarkeit, nicht operiert worden zu sein.

Ich erfuhr von Freunden von ihr, dass ihr früherer behandelnder Arzt sich ständig nach ihr erkundigt und sein Erstaunen darüber zum Ausdruck bringt, dass sie immer noch lebt.

Auszüge von einigen Briefen, die die Patientin kürzlich schrieb, könnten von Interesse sein:

Am 27. Februar 1899 schreibt sie: *„mir geht es viel besser, seit ich ihr letztes Pulver eingenommen habe.*

Die Schwellung ist, soweit ich (die Patientin) das beurteilen kann, völlig ruhig und unverändert geblieben. Ich habe einen wirklich guten Appetit, schlafe gut und bin, meinem fortgeschrittenen Alter entsprechend, recht kräftig."

Und am 8. Mai schreibt sie: „*Mein heutiger Bericht, der ein sehr guter ist, soll nur sehr kurz sein. Es geht mir in jeder Hinsicht besser, und die Geschwulst hat mir keinerlei Unbehagen verursacht, seit ich Ihnen das letzte Mal geschrieben habe.*"

Dies ist also die gegenwärtige Verfassung einer Patientin, die im nächsten Dezember 79 Jahre werden wird und im Alter von 73 Jahren wegen einer szirrhösen Brust operiert werden sollte und deswegen von Paget und anderen wohlbekannten Autoritäten beraten worden ist, ohne dass ihr die leiseste Hoffnung gemacht worden war, dass eine Operation vermieden werden könne.

Die arborivitalen Arzneimittelgaben haben zwar kein Verschwinden der Krankheit bewirkt, aber sie haben sie in Schach gehalten, den Schmerz fast vollständig beseitigt und die Patientin in die Lage versetzt, ein fortgeschrittenes Alter zu erreichen, wobei es in dieser Zeit kaum Momente der Furcht gab.

So lautete der Bericht dieses sehr interessanten Falles in der ersten Ausgabe dieses Buches; die Fortsetzung wird natürlich nun erwartet werden.

Im April und Mai 1899 zog sie sich eine ernste Erkältung mit Bronchitis zu, überstand sie aber glücklicherweise wunderbar. Obgleich sie geschwächt war, erlangte sie allmählich ihre Kraft wieder und gegen Ende November berichtete sie mir von einem sehr bemerkenswerten Ereignis. Zu dieser Zeit fühlte sie „ein Arbeiten" und Ziehen an der Stelle, an der die Halsgeschwulst gewesen war; sie hatte das Gefühl, als ob die Wurzeln der Geschwulst herausgezogen und abgehen würden. Dies war offensichtlich der Fall, da es nun nicht mehr die Spur einer Halsgeschwulst gibt.

Aber kurz nach dem Verschwinden dieser szirrhösen Masse kam es zu einer gleichzeitigen Anschwellung der rechten Brust. Die Schwellung nahm sehr schnell an Größe zu, wuchs um die Seite der Brust bis unter den Arm, wurde schrecklich schwer, wurde an der Oberfläche schwarz, und an der Oberfläche der hängenden Brust kam es zu großen dunklen Auswüchsen.

Diese schwärzlichen Schwellungen begannen bald aus Öffnungen, die in der Größe von Sixpence- bis zu Halfcrown-Stücken reichten, eine klare, aber äußerst übelriechende Flüssigkeit abzusondern. Diese Flüssigkeit, allem Anschein nach die Krebsmilch selbst, wurde von Ende November bis jetzt reichlich ausgeschieden; und während ich dies schreibe, erreicht mich der Brief einer Freundin von ihr, die sie täglich besucht.

„14. Mai 1900

Sehr geehrter Herr Dr. Cooper,

ich schreibe Ihnen nochmals, um Ihnen von Mrs. H. ,s. Zustand zu berichten, der sich anscheinend von Woche zu Woche nicht sehr verändert. Der Zustand ihrer Brust ist ziemlich unverändert, wobei neue Stellen auftreten und hauptsächlich eine wäßrige Flüssigkeit absondern; diese Absonderung ist immer noch sehr reichlich und unangenehm.
Die Brust sieht viel kleiner aus *und bietet nicht mehr einen ganz so schrecklichen Anblick.*
Ihre allgemeine Gesundheit ist gut, sie schläft und isst gut, obwohl sie nun wieder von Verstopfung geplagt wird.“
Es kommt deshalb, allem Anschein und - wie ich fast sagen möchte - aller Wahrscheinlichkeit nach, zum völligen Verschwinden dieser enormen Krebsmasse.
Weder die Patientin noch ich haben jemals erwartet, dass sie diese große Flüssigkeitsausleitung überleben würde; aber nimmt man den obigen Bericht und andere Fakten des Falles, die mir zur Verfügung stehen, erwarte ich fast, dass sie ihren 80. Geburtstag noch erleben wird, und wenn dem so ist, wird es, wenn überhaupt, nur mit ganz geringen Überbleibseln ihres alten Feindes sein. Man kann wohl von ihr sagen, dass bei ihr, die bis zum

Ende der Behandlung durchhalten wird, das Leben gerettet werden wird! Das Leben ist, das brauche ich nicht zu sagen, sehr ungewiss, wenn man das reife hohe Alter von 80 erreicht hat, sogar für die ganz Gesunden, aber dass es sogar eine Möglichkeit für diese alte Dame geben würde, einen weiteren Geburtstag zu erleben, grenzt für alle ihre Freunde an ein Wunder und ist natürlicherweise ein Grund für ihren behandelnden Arzt, sehr stolz zu sein.
Dieser Fall ist - soweit ich weiß - in der Geschichte der Medizin völlig einzigartig und entbehrt jeglicher Parallelen.

Aufgrund der Beweiskraft dieses Falles und des Falles jener Frau, bei der der Krebs nach der Entfernung der Niere zurückgekommen war, genauso wie der Beweise von vielen anderen Fällen, behaupte ich, dass szirrhöser Krebs in der Tat sehr leicht mit Arzneimitteln behandelt werden kann, und dass die Wirkung der Pflanzenarznei, wenn sie in Einzelgaben verabreicht und sorgfältig ausgewählt wird, ein Herausfließen von Krebsflüssigkeit aus der malignen Masse verursacht.

Die Schwierigkeit bei der Erreichung dieses Ziels liegt nicht so sehr in der Natur der Krankheit, auch nicht einmal in der Auswahl des angezeigten Arzneimittels, sondern vielmehr in den Vorurteilen der Patienten wie auch des Arztes selbst.

Seit Hahnemann darauf bestand, worauf ich schon wiederholt hinwies, dass einer Arzneigabe erlaubt werden sollte, sich im System zu verausgaben, bis ihre Energien erschöpft sind, seither hat niemand mehr die Verabreichung von Arzneien in Einzelgaben verfochten, und einige seiner Anhänger sind soweit von seinen Lehren abgewichen, dass wir in der heutigen Zeit unsere wichtigste Zeitschrift mit dem ‚*Lancet*' in der Verleumdung einer solchen Handhabung wetteifern sehen. Wenn wir den Vorurteilen des Patienten diejenigen des Arztes hinzufügen, dann ist es völlig klar, dass die menschliche Natur - mehr als die Krankheit - dem Fortschritt bei der Genesung im Wege steht. Die maßgeblichen Kreise verhalten sich, um es ganz plump auszudrücken, „völlig abstinent" dieser einfachen Behandlung von Krankheiten gegenüber. Es ist sehr viel einfacher, die richtige

Krankheit zu behandeln und das richtige Arzneimittel für diese Krankheit zu finden, als einen willigen und fügsamen Patienten zu haben.

Ich habe in Kilburn den Fall einer armen Frau in Behandlung, die im August 1896 im Alter von 62 Jahren mit einer großen szirrhösen Geschwulst der rechten Brust zu mir kam, die anscheinend nach einem Schlag vier oder fünf Jahre zuvor entstand. Die Patientin war zwei Monate, bevor ich sie untersuchte, zum Samaritan Hospital gegangen, wo ihr dringend nahegelegt wurde, die Brust entfernen zu lassen. Die Frau entschied sich, die Operation nicht zuzulassen, und wurde in diesen zwei Monaten jeden Tag schwächer und dünner, litt große Schmerzen, hauptsächlich einen schießenden, stechenden Schmerz von der oben gelegenen Oberfläche der Geschwulst am Hautübergang mit schießenden Schmerzen, die zu Hals und Rachen der selben Seite ausstrahlten.

Unter dem Einfluss von Einzelgaben verschiedener Arzneien, die über einen langen Zeitraum verabreicht wurden, ist in jeder Hinsicht eine Besserung eingetreten. Sie konnte ihrer Arbeit nachgehen und ihren Lebensunterhalt glücklich und zufrieden verdienen, und obgleich die Brust von Zeit zu Zeit hart wird und anschwillt und große Blutgefäße darauf zu finden sind, ist sie nie geplatzt und hat jetzt einen kleineren Umfang als damals, als ich die Behandlung vor fast vier Jahren aufnahm.

Was die verwendeten Arzneimittel anbelangt, so hegt das Interesse mehr, bedeutend mehr, in der Art der Verabreichung als in der Auswahl der einzelnen Arzneimittel und in der Überlegenheit der Behandlung gegenüber einer Operation. Aber natürlich wurden in dem Zeitraum von nun ungefähr vier Jahren viele verschiedene Arzneimittel, wie die Symptome es verlangten, verabreicht, von denen viele gut bekannt sind, wie *Atropa belladonna, Ranunculus bulbosus, Ruta graveolens, Cholchicum autumnale, Laurocerasus, Nerium oleander* und andere.

Diese arme Frau ist jetzt (Mai 1900) immer noch am Leben und führt eine glückliches und nützliches Leben, wobei sie jeden Tag ihre häuslichen und anderen Pflichten aktiv verrichtet. Die Brust drohte sicherlich von Zeit zu Zeit groß zu werden und sah manchmal sehr entzündet aus, aber jedes Mal beseitigten die Gaben der Arborivitalarzneien die ungünstigen Symptome. Ganz besonders bei einer Gelegenheit kam sie mit einer für sie äußerst ungewöhnlichen Depression und mit der harten und schweren, schnell anschwellenden Brust, mit schießenden Schmerzen darin. Drei Tage nach Einnahme einer Gabe von *Conium maculatum* Tkt. A begann die Brust kleiner zu werden, der Schmerz hatte nachgelassen, und als ich sie ungefähr zwei Wochen später wiedersah, war die Brust um ein Drittel kleiner geworden.

Vorher habe ich schon oft die Kraft von *Conium* bei entzündeten Knoten in der Brust bewundert, aber dies war das erste Mal, dass ich es eine unbestreitbare kanzeröse Masse in ihrer Größe verkleinern sah.

Wie dem auch sei, bei großen szirrhösen Geschwülsten bewirkt *Conium mac.* nur eine eindeutige Verringerung der Größe, und bei dem selben Fall wird es kein zweites Mal eine genauso erfreuliche Wirkung hervorbringen.

Bei diesen Fällen von Brustkrebs kann die Verabreichung der Gaben in kürzeren Zeitabständen wiederholt werden als bei Krebserkrankungen der Bauchorgane. Bei diesen beiden Fällen von Brustkrebs habe ich gewöhnlich alle vierzehn Tage neu verordnet, und ich fordere alle Patienten, die an einer großen Krebsmasse an einem Bauchorgan leiden, auf, einer Verabreichung der angezeigten Pflanzenarznei, die in so kurzen Abständen wie alle vierzehn Tage erfolgt, zu widerstehen.

Brustkrebs bedarf einer völlig anderen Behandlung als Krebs der Bauchorgane; die eine braucht eine längere Behandlung mit Arzneimitteln, die in vergleichsweise kurzen Abständen verabreicht werden, während die andere - allgemein gesprochen - sofort auf das Arzneimittel reagiert. Ausnahmen treten natürlich bei einer Krankheit wie Krebs auf, dessen Erscheinungsformen so vielfältig sein können und bei dem natürlich unvorhergesehene Komplikationen auftreten können. Deswegen ist es eine Tatsache, dass die Entwicklung eines Brustkrebses nach der Einnahme der angezeigten Arznei eine völlig andere als bei Krebs der inneren Organe ist.

In diesem Zusammenhang verweise ich auf die Wirkungsweise eines Arzneimittels gegen warzenähnliche Gewächse, das ich selbst eingeführt habe, das *Ferrum picricum.* Mein Standpunkt wird am besten durch ein Durchlesen meines Artikels aus dem *„Homoeopathic Recorder“* verstanden werden, der im November 1898 in den Vereinigten Staaten veröffentlicht wurde und wie folgt lautet:

FERRUM PICRICUM BEI WARZENÄHNLICHEN GEWÄCHSEN

In Ihrer Augustausgabe des *Homoeopathic Recorder* geben Sie einen Artikel von A. W. Holcombe aus dem *Medical Advance* wieder, der folgendermaßen beginnt: „Vor einigen Jahren fand ich in einer unserer Zeitschriften (den Namen habe ich vergessen) einen Artikel in dem *Ferrum picricum* gegen Warzen empfohlen wurde.“

Da ich jedoch die Ehre habe, der erste gewesen zu sein, der auf diese sehr wertvolle und interessante Wirkung von *Ferrum picricum* hinwies und da ich verschiedene mehr oder weniger lange Abhandlungen zu diesem Thema in den vergangenen vierzehn Jahren geschrieben habe, hoffe ich, dass Sie mir gestatten, ein oder zwei Worte hinzuzufügen.

1884 hielt ich auf dem Homöopathischen Kongress ein Referat über das natürliche Flitwick-Mineralwasser und einige der neueren künstlichen Eisenpräparate, wobei ich mich auf *Ferrum picricum* bezog; bei dem Kongreß von 1881 bezog ich mich bei meinem Referat auf die Wirkung von *Acidum picricum* und bei dem Kongress von 1896 verwies ich in meinem Vortrag ganz besonders auf die Wirkung von *Ferrum picricum* auf Warzen.

Ich bezog mich ebenfalls in der Ausgabe der *Homoeopathic* World vom 1. Juni 1887 und in der Januarausgabe von 1888 auf seine Anwendbarkeit bei epithelialen Gewächsen, und außerdem - wenn ich mich recht erinnere - habe ich, als mir gestattet wurde, für den *Monthly Homoeopathic Review* zu schreiben - eine Ehre, die mir nun nicht mehr zuteil wird - mehr als einen Hinweis zu derselben Angelegenheit gegeben.

So beginne ich nun tatsächlich, *Ferrum picricum* und seine Wirkung auf Warzen als mein Kind zu betrachten. Und nicht einmal als ein illegitimes, da es mir durch die heilige Zeremonie einer Arzneimittelprüfung offenbart wurde, wobei die Pathogenese aus dem Gefühl bestand, als ob eine Warze auf dem Daumen eines Patienten wachsen würde.

Wenn es an den Händen *viele* Warzen gibt, scheint es niemals fehlzuschlagen, und nur einmal dachte ich, dass dies der Fall wäre.

Im Sommer 1897 behandelte ich unser Hausmädchen, ein Mädchen von 25 Lenzen, wegen einer Menge von Warzen auf beiden Händen; ich gab ihr *Ferrum picricum* D 3 in wiederholten Gaben, dann *Calcarea carbonica* C 200 und C 30, danach *Thuja occidentalis* örtlich und innerlich, aber ohne Erfolg. Nach drei Monaten Behandlung gab ich ihr dann *Ferrum picricum* D 2 anstelle von D 3, aber es brachte immer noch keine Veränderung. Das Mädchen fuhr dann in die Ferien und zeigte mir bei seiner Rückkehr triumphierend ihre Hände - alle Warzen waren verschwunden! „Ja“, sagte ich „und die Hühneraugen an Deinen Füßen, wenn Du welche gehabt hast, sind alle verschwunden, und Du fühlst Dich kräftiger“, was sie mir beides fröhlich bestätigte. Tatsache war, dass aus irgendeinem unerfindlichen Grund der Einfluss des *Ferrum picricum* sich nicht auswirkte, bis sie es weggelassen hatte, was während der Ferien der Fall gewesen war, da sie versäumt hatte, die Arzneimittelflasche mitzunehmen. Ich erwähne dies, da man mit weniger Vertrauen in dieses Arzneimittel dazu neigen könnte, es nicht richtig auszuprobieren. Jedoch bei reinen einfachen lupusähnlichen Warzen sehe ich für das Mittel eine große Zukunft voraus.

In meinen Buch „Serious Diseases Saved from Operation“[7] beschreibe ich einen großen Fall eines lupusähnlichen Gewächses, das die Form einer großen Warze im Gesicht annahm, schwarz wurde und schließlich unter *Ferrum picricum* vollständig verschwand.

7 London: John Bale & Sons, 1897

Dieser Fall ist es wert, hier wiedergegeben zu werden, da die Dame seither vollständig gesund geblieben ist, und nicht die geringste Narbe auf ihrer Wange zurückblieb.

LUPUSÄHNLICHES GEWÄCHS AUF DER WANGE

Mrs. ..., 64 Jahre alt, hatte seit vier Jahren ein gelapptes Gewächs an der linken Wange, unter dem Auge, von der Größe eines Shillings, das als einfache Warze begonnen hatte; diese Warze steht immer noch vom unteren Teil des Gewächses hervor. Es wurde ihr dringend nahegelegt, sie herausschneiden zu lassen.

Am 28. Dezember 1896 suchte sie mich das erste Mal auf, worauf ich ihr *Ferrum picricum* D 3 gab, was gut angezeigt war (siehe dazu das Referat des Autors beim Kongress Homöopathischer Ärzte 1896), und Mitte Januar berichtete sie mir von einer großen Besserung in jeder Hinsicht. Das Gewächs, das ihr normalerweise, besonders beim Beugen des Kopfes nach vorn, viele Schmerzen verursacht, war nun schmerzlos und nur noch etwa halb so groß wie ursprünglich, außerdem hatte sich ihr allgemeiner Gesundheitszustand sehr gebessert.

Die Medizin, so sagte sie, habe sofort zu wirken begonnen und Schmerzen in den Nackenmuskeln verursacht, die sich über den ganzen Kopf ausbreiteten, und besonders schlimm auf der linken Seite und in der Gegend des Gewächses waren; diese dauerten drei oder vier Tage an und verschwanden dann. Das Gewächs hat nun (6. Februar) nur noch ein Viertel seiner ursprünglichen Größe, sieht schwarz und runzelig aus und scheint offensichtlich abzufallen. Am 25. Februar berichtet sie: „Mir geht es nun richtig gut“.

EINE LANGE BESTEHENDE LUPOIDE WARZE

Im Dezember 1899 kam eine ähnliche Patientin wie die letzte zu mir, desselben Alters, Geschlechts und Temperaments - dunkelhaarig und cholerisch. Sie hatte eine Warze von fast derselben Größe, an derselben Stelle und von ähnlichem Aussehen wie bei der letzten Patientin.

Die Patientin hatte die Warze schon ihr ganzes Leben lang. Im letzten Jahr war sie aber größer geworden. Zuerst wirkte das *Ferrum picricum* D 3 fast genau wie im vorherigen Fall, verursachte Schmerzen im Kleinhirn derselben Seite und ein Ausbrechen von Teilen der Warze; dann schien die Wirkung aufzuhören. Die Patientin fuhr nach Italien und kehrte mit der in der Größe unveränderten Verunstaltung zurück. Als ich die Patientin im Mai 1900 sah, hatte ich große Schwierigkeiten, sie davon zu überzeugen, dass die Warze weniger vital aussehe. Dies war jedoch ganz offensichtlich der Fall, denn durch die erneute Einnahme von *Ferrum picricum* D 3 und die örtliche Anwendung einer Lotion von *Acidum picricum* D 3, 10 Tropfen auf 3 Drachmen, schrumpfte die Warze auf ein Drittel ihrer ursprünglichen Größe.

Einem Arbeiter, der eine große Warze an seinem Mittelfinger hatte, die fest an der Knochenhaut des zweiten Fingergrundgelenkes verwachsen war und wobei alle Arten örtlicher Behandlungen angewandt worden waren, verordnete ich *Ferrum picricum* D 3, sieben Tropfen auf ein Glas Wasser für den Zeitraum von vierzehn Tagen, und warnte ihn gleichzeitig, dass die Warze aller Wahrscheinlichkeit nach nicht eher als zwei oder drei Wochen nach der Beendigung der Arzneimitteleinnahme verschwinden würde. Schließlich verschwand sie, und sechs Wochen nach der Einnahme der Medizin war nicht die geringste Spur mehr davon zu sehen.

Der Wirkungsbereich von *Ferrum picricum* bei alten Krebsleiden liegt für mich darin, es als Zwischenmittel zu betrachten, und wenn es in einer hohen Verdünnung verabreicht wird, ist es eine unerlässliche Hilfe. Weitere Indikaktionen für *Ferrum picricum* sind wiederkehrende Gelbsuchtsanfälle mit der Tendenz zu Angstträumen, einer belegten Zunge, breiigen Stühlen oder Verstopfung; außerdem bei Männern eine vergrößerte Prostata, und bei Frauen ein retrovertierter Uterus und ein Blutstau im kleinen Becken.

KAPITEL VII

Krebssymptome - Wieder auftretende Abszesse, innerlich - Vergrößerte Leber - Drohender Pyloruskrebs - Uterusfibrom - Ein weiterer Fall eines Uterusfibroms.

Bei den inneren Krebserkrankungen können wir viele Fälle finden, bei denen die Diagnose in Bezug auf Bösartigkeit zwangsläufig zweifelhaft sein muss. Diese Fälle fasse ich zusammen unter der Überschrift ‚Krebssymptome'. Bei dem folgenden Fall von

REZIDIVIERENDEN ABSZESSEN AN VERSCHIEDENEN KÖRPERSTELLEN

dachten die zuvor behandelnden Ärzte, dass ein kanzeröser Ursprung allein für die Symptome verantwortlich sei. Diese Ansicht wurde wahrscheinlich durch die Tatsache bekräftigt, dass beide Eltern an Magenkrebs gestorben waren. Die Frau war 64 Jahre alt, Schneiderin, Datum der Fallaufnahme 31. Oktober 1899, sie war seit zwei Jahren krank, hatte sieben Kinder und war seit 32 Jahren verheiratet. Im März 1899 ging sie wegen Blasenbeschwerden zum West London Hospital. Sie wurde auf Krebs untersucht, jedoch keiner gefunden, und während der vierzehn Tage im Krankenhaus schied sie eine große Menge Flüssigkeit aus der Blase aus.

Im folgenden Mai schien ein Abszess in den Siebbeinzellen zu bersten, da zwei Tage lang Blut und schleimiger Eiter aus der Nase floss. Sie fuhr dann nach Brighton, was ihr guttat, bekam jedoch bei ihrer Rückkehr Diarrhoe mit Blut im Stuhl, als ob etwas in ihrem Darm geplatzt wäre; dies war im Juli.

Seit dieser Zeit haben diese Symptome nachgelassen; aber während der letzten Woche hatte sie große Schmerzen, als ob sich ein neuer innerer Abszess im unteren Teil des Rückens bilden würde.

Keine Vorgeschichte von Uterusproblemen, abgesehen von etwas Ausfluss während der Wechseljahre, Verstopfung verursacht ein heftiges Nach-unten- Ziehen des Uterus. Schlafstörungen des Nachts, aber sehr schläfrig am Tage. Bekommt leicht Hitzewallungen und Fieber mit Kälte der Extremitäten, besonders der Füße und Beine.

Verordnung: Matthiola annua Tkt. A. Nach zwei Wochen berichtete sie von einer großen Besserung der Rückenschmerzen, aber der Urin war dick mit einem trüben Film darauf; sie fühlte sich stärker und insgesamt besser, hatte regelmäßig Stuhlgang, und der Schlaf war wieder natürlich und erfrischend.

Nochmals dieselbe Gabe. Am Ende von erneuten zwei Wochen erklärte sie, dass es ihr in jeder Hinsicht besser gehen würde, obwohl sie immer noch das Nach-unten-Ziehen vorne spürte und einen unfreiwilligen Harnabgang hatte, wenn sie an Verstopfung litt. Nach der letzten Gabe gingen eine große Menge Wasser sowie Blähungen ab, und wiederum erschien der Film auf dem Urin.

Verordnung: Zincum phosphoricum D 3, 2 Gran in 4 Unzen gelöst. Dies verordnete ich wegen der Gedächtnisschwäche sowie der einhergehenden, wie ich vermutete, Nierenreizung, und nach einem Monat kam sie wieder, nachdem sie eine völlige geistige Erschöpfung durchgemacht hatte, die eine gewisse Verstopfung sowie einen geringen Urinabgang mit Sediment verursacht hatte. Trotz alledem ging es ihrer gesundheitlichen Verfassung und Stärke, ihrem Gedächtnis, Nerven und Kopf besser. Ich verabreichte ihr nochmals eine Gabe von *Matthiola*, und dann erfuhr ich von einem gemeinsamen Freund, dass die Patientin jetzt, fünf Monate nach der Behandlung, stark und gesund sei.

Matthiola annua, die gewöhnliche, einfache Levkoje, ist botanisch eng verwandt mit dem wilden Thlapsi Bursa pastoris, und wie dieses wird es bei Fällen eingesetzt, bei denen es zu Eindickung der Körpersäfte, Gallensteinen, usw. kommt, genauso wie bei übelriechenden und reizenden Absonderungen aus den normalen (Diarrhöe, usw.) sowie ungewöhnlichen Körperöffnungen - Abszesse, usw.

VERGRÖSSERTE LEBER

Eine 62jährige Frau, sehr bleich und gebrechlich aussehend, litt seit fünf Jahren an einer vergrößerten Leber mit Anfällen von heftiger Übelkeit und hatte in ihrer Anamnese Abszesse in Lungen und Leber gehabt. Die Anfälle von Übelkeit dauern ungefähr eine Woche und verursachen beträchtlichen Gewichtsverlust. Sie bekommt sie besonders bei winterlichem und feuchtem Wetter, hat aber praktisch alle fünf oder sechs Wochen einen Anfall. Ihr Stuhlgang ist regelmäßig, es besteht eine Neigung zu blinden Hämorrhoiden, und der Urin ist gelegentlich sehr stark gefärbt. Der Bereich der Leberdämpfung ist bedeutend vergrößert. Nach einer Gabe von *Matthiola* trat eine Besserung all dieser Symptome ein; und als ich sie vier Monate danach sah (sie kam nur nach besonderer Aufforderung meinerseits) ging es ihr erstaunlich besser, und sie hatte die ganze Zeit keinen Anfall von Übelkeit gehabt.

Hier haben wir es mit einem wertvollen, da sehr häufigem Krebssymptom zu tun, das die gewissenhafteste Untersuchung erfordert.

Es gibt eine Tatsache, die modernen Wissenschaftlern wohl bekannt ist und die einmal als ausschließliche Besonderheit der Homöopathie betrachtet wurde; bei jeder obskuren und tiefsitzenden Krankheit sind wir oft gezwungen, unsere Diagnose nur anhand der Symptome zu erstellen; und aufgrund der Übereinstimmung der Symptome der Krankheit mit denen des ausgewählten Arzneimittels erwarten wir die Auflösung der Krankheit. So werden wir oft sowohl bei der Diagnose als auch bei der Behandlung von den Symptomen geleitet.

Ich habe gezeigt, wie die Symptome von *Ornithogalum umbellatum* vom Pylorus ihren Ausgang nehmen, und dass es sogar in einem nachgewiesenen und wohlbestätigten Fall von Krebs an dieser Stelle eine brillante und unmissverständliche Heilung bewirkte.

Den nächsten Fall habe ich erst kürzlich behandelt, aber er verdient die Überschrift, die ich ihm gegeben habe:

DROHENDER KREBS DES PYLORUS

Ein 52jähriger Herr, der seit fünf Jahren an Anfällen von schmerzhaften Verdauungsstörungen litt, kam Anfang April dieses Jahres (1900) zu mir.

Die Anfälle beginnen mit einem dumpfen Schmerz in der Brustgrube, als habe er Flatulenz, wobei Versuche aufzustoßen schmerzhaft sind. Darauf folgt Gelbsucht. Im Mai 1897 hatte er einen besonders schweren Anfall und nochmals im Februar 1899. Diese bisherigen Anfalle haben ungefähr eine Woche gedauert.

Vor vier Tagen begann ein sehr schlimmer Anfall, der nun noch schlimmer wird; in der vergangenen Nacht waren die Schmerzen heftiger, als er sich jemals erinnern konnte, obwohl sie etwas durch *Gelsemium* gelindert wurden, er fühlt sich frostig und so, als ob eine Migräne im Anflug wäre; stark gefärbter Urin, rege Verdauung.

Eine körperliche Untersuchung ergab einen ausgedehnten Magen mit einer deutlichen Dämpfung bei der Perkussion und einer leichten Erhebung über dem Pylorus. Ich verordnete ihm *Ornithogalum umbellatum* Tkt. A, sowie *Carbo animalis* C 6, zwei Globuli alle vier Stunden, falls er Schmerzen habe.

Nach neun Tagen berichtete er: Die bedrohliche Migräne hält ungehindert an. Er hat seither ein allgemeines Gefühl einer Magenverstimmung, obwohl es ihm auf der anderen Seite viel besser geht; der Urin ist klarer, der Appetit besser, die Stühle sind seltener und blasser. Nochmals *Ornithogalum umbellatum* Tkt. A. Fünf Wochen später erzählt er, er sei ganz gesund und frei von jeglichen Schmerzen.

Weiter erzählt er, dass, während er vor der letzten Gabe die Angewohnheit hatte, sich nach jeder Mahlzeit auf den Rücken zu legen, um Magenschmerzen vorzubeugen, er jetzt auf solche Vorsichtsmaßnahmen verzichten kann.

Für mich ist dies Ergebnis zufriedenstellender als das, das ich seinerzeit mit Arborivitalgaben erreichte, die die quälende Agonie linderten, an der die Frau des Patienten litt, als sie an Krebs in Verbindung mit einer ausgeprägten Wassersucht starb.

FIBROID DES UTERUS

Aufgrund einer unbeabsichtigten Zerstörung eines Fall-Journals, sind meine früheren Notizen des folgenden Falles verlorengegangen. Deshalb stehen hier ersatzweise die Aussagen der Patientin.

„Am 19. Februar 1898 wurde bei mir wegen eines fibrösen Tumors im fortgeschrittenen Stadium mit der (arborivitalen) Behandlung begonnen. Ich wurde vierzehn Tage zuvor von einer Ärztin des Women‘s Hospitals, Euston Road, untersucht, die feststellte, dass eine Operation nicht unmittelbar nötig war, die aber, als Antwort auf die Frage, ob die Operation am Ende durch Medikamente vermieden werden könnte, erklärte, dass dies unmöglich sei.

Die Anfangsbehandlung (Einzelgabe) am obigen Datum schien unmittelbare Linderung zu bringen. Die zweite Behandlung (dasselbe Arzneimittel, R.T.C.) nach ungefähr zwei Wochen verursachte Unwohlsein und Schmerzen mit einer so starken Aufschwellung, dass es zehn Tage lang schwierig war, die normale Kleidung zu tragen.

Seit damals, d. h. seit ungefähr zweieinhalb Jahren, lasse ich mich in Intervallen von vier oder fünf Wochen bis zu zwei Monaten mit unterschiedlichen Wirkungen behandeln, manchmal habe ich leichte Schmerzen, manchmal bin ich völlig frei von jeglichem Unbehagen. Nach der Gabe im vergangen Februar (1900) und nochmals gestern (18. Mai) hatte ich das Gefühl einer beinahe vollständigen Linderung des Ziehens auf der rechten Seite und der Schmerzen im unteren Teil des Rückens, die bis vor kurzem fast ständig zu spüren waren.

Ich sollte noch erwähnen, dass ich fast 48 war, als ich mit der Behandlung begann und die Wechseljahre sehr früh, ungefähr acht Jahre davor, eingesetzt hatten, und ungefähr zu dieser Zeit wurden meine Beschwerden zum ersten Mal deutlich und riefen viel Unbehagen und Ängstlichkeit hervor, da der Druck Blasen- und Nierenbeschwerden verursachte.

All dies ist vor noch nicht allzu langer Zeit fast vollständig verschwunden, und ich kann nun all meinen Pflichten als Gouvernante in einer Weise nachkommen, zu der ich seit vielen Jahren nicht in der Lage war, denn ich hatte begonnen, das Leben wegen der Krankheit und Ängstlichkeit als Last zu empfinden.

E.F.
19. Mai 1900 *Highgate, N.“*

Die Bedeutung dieses Falles hegt in der Tatsache, dass die Beschwerden, die diesen Tumor begleiteten, und die in einem Gefühl von Schwere, von Ziehen und Zerren, besonders in der rechten Leiste, bestanden, augenblicklich durch einen Tropfen *Helleborus foetidus*, der am 15. Februar verabreicht wurde, gelindert wurden; das Unbehagen blieb völlig weg, und der Patientin war seit der ersten Aprilwoche nicht mehr - wie sie es ausdrückte - „bewusst, dass irgend etwas nicht in Ordnung ist“. Auch ist von Interesse, dass während *Helleborus niger* und *viridis* beide fehlschlugen, ihr Linderung zu verschaffen, die Unterart *foetidus* dieser Pflanze ihr eine sofortige Besserung verschaffte.

Der Tumor, der tief im Becken sitzt und sich mehr zur linken als zur rechten Seite des Uterus erstreckt, ist nun kleiner und auf Druck viel beweglicher als zu Beginn der Behandlung.

Kurz gesagt, hat die Behandlung diese Patientin, die praktisch arbeitsunfähig war, in die Lage versetzt, ihren Pflichten als Gouvernante bequem und mit Leichtigkeit nachzukommen, und das mit einer nahezu sicheren Inaussichtstellung der Wiederherstellung ihrer früheren Gesundheit und Stärke.

Das ist meiner Meinung und der Meinung der Patientin nach hundert Mal besser als Operationen.

UTERUS-FIBROID - EIN WEITERER FALL

Der nächste Fall vom 5. Juni 1990 wird aus demselben Grund mit den eigenen Worten der Patientin wiedergegeben:

„Vor ungefähr drei Jahren fühlte ich mich sehr unwohl, war immer müde, hatte Rückenschmerzen und ständig mahlende Schmerzen im Abdomen. Ich wusste auch, dass ich dort, was höchst ungewöhnlich war, Knoten hatte, deshalb zog ich einen Doktor zu Rate (Dr. W. aus Petersborough), der sofort sagte, dass ich fibroide Tumore habe und dass er denke, dass ich mich in einem Monat einer Operation unterziehen könne. Ich wurde dann an einen anderen Arzt (Dr. M. aus Birmingham) verwiesen, der Dr. W.'s Diagnose bestätigte, nur dass ich mich nicht einer Operation unterziehen sollte, da die Chancen neun zu zehn stünden, dass ich durchkomme, sondern dass ich mich als Invalidin für den Rest meines Lebens betrachten müsse und so viel wie möglich ruhen solle. Kurz danach wurde mir empfohlen, Sie aufzusuchen. Ich war dann etwas mehr als fünfzehn Monate in Ihrer Behandlung, wobei ich während und seit dieser Zeit das Gefühl habe, davon zu profitieren. Jeder sagt mir, dass ich viel besser aussehe, und obwohl ich nicht in der Lage bin, irgendwelche anstrengenden Hausarbeiten zu verrichten, kann ich leichte Arbeiten, wie Abstauben, usw. erledigen und ansonsten die anderen beaufsichtigen. Ich habe das Gefühl, dass es Ihre Behandlung sein muss, da ich keine anderen Verordnungen befolgt und auch im vergangenen Jahr keine Arznei eingenommen habe.

Es war ungefähr in der ersten oder zweiten Oktoberwoche 1897, als ich zum ersten Male bei Ihnen war.“

Die Patientin schreibt mir gleichzeitig zusätzlich:

„Mir geht es weiterhin sehr gut, und ich nehme nicht weiter an Umfang zu. Tatsächlich denke ich manchmal, dass ich ein wenig dünner geworden bin. Die Tatsache, so viele Besucher versorgt zu haben, ist ein Beweis, dass es mir erstaunlich gut geht, da ich die Geräuschkulisse und Unruhe vor drei Jahren nicht durchgestanden hätte.“

Bei diesem Fall waren die Arzneimittel hauptsächlich *Crocus vernalis* und *sativus*.

KAPITEL VIII

Behandlung nicht im Widerspruch, sondern als Weiterentwicklung der Homöopathie - Kein Versuch, irgendeinem System zu widersprechen, aber sicher ein Versuch, sich unnötigen Arzneimittelgaben zu widersetzten - Die direkte heilende Wirkung sollte systematisch gesucht werden.

Beim Diskutieren der in den vorhergehenden Kapiteln vorgebrachten Ansichten haben mich Freunde oft nach meinem Standpunkt bezüglich der Homöopathie gefragt. Mein Standpunkt ist einfach folgender: Ich folge und benutze Tatsachen, die sehr gründlich bewiesen wurden und die in den Händen Tausender zuverlässiger Beobachter die Prüfung in jahrelanger Erfahrung bestanden haben - Tatsachen, denen die Anerkennung vom Berufsstand im allgemeinen als Folge des Festhaltens an den Ansichten der Schulmedizin versagt bleiben, Tatsachen wie z. B. das Ähnlichkeitsgesetz, die Wirksamkeit von hohen Verdünnungen und die lange Wirkung der wirklich heilenden Arzneimittelgabe - und auf den Boden dieser näher bestimmten, festgelegten, genauen und vereinfachten Tatsachen stelle ich das System, dem ich die Bezeichnung „Arborivitalmedizin" gegeben habe.

Die Homöopathische Schule hat, glaube ich, zu viel Aufmerksamkeit der umstrittenen Seite von *Hahnemanns* Lehre gewidmet und weiterhin ununterbrochen über Angelegenheiten diskutiert, die, zumindest meiner Meinung nach, wohlbewiesene Tatsachen sind. Fortschritt ist, scheint mir, unmöglich, solange diese streitsüchtige Haltung beibehalten wird.

Entgegen dieser Handlungsweise habe ich in meinem Buch „Problems of Homoeopathy Solved"[8] der Notwendigkeit weiterer Streitigkeiten ein Ende gemacht.

Ich habe auf alle Fälle zu den dort erreichten Schlussfolgerungen meine praktische Erfahrung mit Krankheiten eingebracht, und das Ergebnis ist, zumindest für mich, in jeder Hinsicht ermutigend. Es ist offensichtlich, dass meine Arbeit nicht so sehr bilderstürmerisch wie aber evolutionär und entwicklungsfördernd ist: Es ist keineswegs beabsichtigt, sich in ein be-

8 London: John Bale & Sons, Gt., Titchfield Street

stehendes System einzumischen, und noch weniger, sich damit zu überwerfen.

Dies steht jedoch grundsätzlich im Widerspruch zur öffentlichen Meinung, die für die Verabreichung von ständigen und unnötigen Arzneimittelgaben, seien es kleine oder große Mengen, plädiert.

Ich behaupte, dass zwischen der wirklich direkten Heilwirkung von Arzneimitteln und den Nahrungsbedürfnissen des mehr oder weniger gesunden Körpers ein großer Unterschied gemacht werden muss. Ich behaupte auch, dass das Ziel dieses heilenden Einflusses auf eine Krankheit ein bei weitem höheres, ich müsste sagen, ein heiligeres Ideal ist als das bloße Erhalten des Körpers durch die Verabreichung der nötigen Nahrung, wobei das eine das Ergebnis der Beobachtungen des ausgebildeten Arztes ist, das andere aber zu einem großen Maß das bloße Geschäft des Nahrungsmittellieferanten.

Die Arbeit des einen und die Arbeit des anderen nähern sich manchmal fast an, aber vorteilhafterweise müssen sie meistens getrennt betrieben werden.

Dass der Berufsstand in seiner Gesamtheit ernsthafte Bemühungen mit dem Ziel unternehmen sollte, sich den unmittelbar heilenden Einfluss von pflanzlichen Arzneien auf Krankheiten zunutze zu machen, ist - meiner Meinung nach - unbestreitbar.

Ob das auf dem einzigen Weg, der Erfolg verspricht, unternommen wird oder nicht, ist für die Zukunft entscheidend; meine Pflicht ist völlig klar, und ich denke, dass ich mich ihrer durch die Herausgabe dieses kleinen Werkes entledigt habe.

DIE HOMÖOPATHISCHE BEHANDLUNG VON KREBS

von Dr. Fortier-Bernoville
&
A. H. Grimmer, M.D.

Übersetzung: Antje Tippett

Inhalt

DIE HOMÖOPATHISCHE BEHANDLUNG VON KREBS

Dr. Fortier-Bernoville

Bei Patienten und sogar bei Ärzten herrscht der Eindruck, als sei Krebs die schrecklichste Geißel, die tödlich, erbarmungslos und unheilbar ist, sobald sie dem Menschen ihre Signatur eingeprägt hat. Das ist aber nicht immer so. Jede der therapeutischen Methoden, die gegen Krebs eingesetzt wird, hat in der Tat gezeigt, dass sie unbestreitbar in der Lage ist, Fälle zu heilen. Unter bestimmten, zwar seltenen Umständen, konnte man nicht nur beobachten, dass bösartige Tumore lokal begrenzt blieben, sondern sogar kleiner wurden und manchmal verschwanden. Jedoch ist es unmöglich, für die Zukunft Nutzen aus diesen Tatsachen zu ziehen, da sie zu unregelmäßig sind.

Dasselbe gilt für die klassische Homöopathie. Einige gute homöopathische Praktiker, genau wie einige Empiriker, konnten - nachdem sie einige hundert Krebsfälle behandelt hatten - sich rühmen, dass sie wahrhaftig in der Lage gewesen sind, einige dieser Fälle zu heilen. Wir können dem zustimmen, selbst wenn wir zweifelhafte oder wegen fehlender Biopsie unbewiesene Fälle ausnehmen. Aber man kann sich auf diese Dinge nicht verlassen, da es nur vereinzelte Leistungen sind.

Die richtig ausgeführte homöopathische Behandlung kann jedoch bei Krebs hilfreich sein, sei es, um das Fortschreiten des Krebses zu verzögern, sei es, um den Schmerz zu lindern, sei es, um sie schließlich der allgemeinen Intoxikation entgegenzustellen, nicht nur in der Phase des manifesten Krebses, sondern insbesondere in der prätumoralen Phase zur prophylaktischen Behandlung von Krebs oder der Heilung des präkanzerösen Stadiums.

Jedoch haben sich moderne Homöopathen, die wussten, dass es nötig ist, noch mehr wirksame Waffen zu ihrem schon bekannten Arsenal hinzuzufügen, zwanzig oder dreißig Jahre mit einer Fülle von spezifischen Behandlungen auseinandergesetzt: Nosoden, Tumorauszüge, Isopathie, Potenzen von Krebsprodukten, verschiedene entdeckte Organismen in kanzerösem Material, was auch immer ihre Bedeutung sein mag (Erzeuger von krankhaften Veränderungen oder nur Saprophyten).

Nacheinander sollten wir studieren:

1. Die richtig durchgeführte homöopathische Behandlung.
2. Die verschiedenen spezifischen und isopathischen Methoden, die mit Homöopathie in Verbindung stehen.

I. Die homöopathische Behandlung

Eigentlich ist die große richtungsweisende Idee der offiziellen Medizin, dass Krebs ein Leiden ist, welches am Anfang lokal begrenzt ist, sich dann aber im Körper ausbreitet und nur wegen dieser Generalisation und Invasion so ernst ist. Das, was man das präkanzeröse Stadium nennt, besteht nur aus vielen lokalen Reizzuständen, oder eine einzelne organische Entzündung kann die Ursache für Krebs sein (z.B. hinterlässt eine Proktitis einen begünstigenden Zustand für die Entstehung eines Rektumkrebses, ein Uteruspolyp degeneriert zu einem Uterusepitheliom usw). *Daraus folgt:* es ist notwendig, diese lokalen Entzündungen zu bekämpfen und aggressiv gegen die kanzerösen Elemente vorzugehen, in der Absicht, sie zu zerstören (sei es durch Bestrahlung oder operativen Eingriff). Das Hauptargument, das diesen Gedanken zu favorisieren scheint, ist die relative Seltenheit von Krebsrückfällen in aggressiv behandelten Fällen und die Ausnahme von Fällen primitiver Tumoren, die nacheinander in verschiedenen Organen eines Patienten entstehen.

Im Gegensatz dazu glauben Homöopathen im Allgemeinen, und andere Kollegen halten ebenso an dieser Idee fest, dass nicht nur zur gleichen Zeit, sondern besonders einige Zeit vor dem Erscheinen eines Tumors, ein allgemeiner konstitutioneller Zustand oder Auslöser für Krebs besteht. Die lokale Reizung wirkt nur als Lokalisationsbrennpunkt; sie ist ein Dorn, der von Störungen regionaler Bereiche herrührt (Gewebe oder Organ). - *Daraus folgt:* Erkennen Sie die Zeichen des präkanzerösen Stadiums mit der Absicht, den Körper vor Erscheinen des Tumors zu behandeln, und behandeln Sie den Allgemeinzustand genauso wie den Tumor während und nach Erscheinen des Letzteren. Das wertvolle Argument, diesen Gedanken für gut zu halten, ist die Möglichkeit, gelegentlich eine vorrübergehende Abnahme oder Verbesserung zu erreichen, in dem man auf den Allgemeinzustand über interne Kanäle einwirkt.

Wenn gewisse offizielle Mediziner merkwürdigerweise blind sind, indem sie sich weigern, einem schon bestehenden mangelhaften Allgemeinzustand in der klinischen präkanzerösen Phase zuzustimmen, so sind in Wirklichkeit - unserer Meinung nach - gewisse traditionelle Homöopathen, insbesondere Ausländer, im Irrtum, wenn sie die extreme Wichtigkeit von lokalen Symptomen bei Krebs, wie bei anderen Erkrankungen, vernachlässigen.

Zur Verdeutlichung unserer Darstellung wollen wir ein anderes Beispiel nehmen: einen Abszess oder eine Phlegmone. Noch vor Erscheinen der Eiterung kann man am Allgemeinzustand der Person nachweisen, dass warnende Zeichen vorhanden sind: Eiterungstendenz; die kleinste Wunde infiziert sich leicht, der Patient ist müde, oft bestehen Zellveränderungen, usw. Danach bildet sich der Abszess. In diesem Moment erscheinen lokale Zeichen und übernehmen mehr und mehr die erste Stelle gegenüber den Zeichen der allgemeinen Störung, bis der Abszess geöffnet wird und der Eiter herausfließt. In diesem Fall ist eine konstitutionelle Behandlung vorher und nachher sinnvoll; während der Eiterungsphase sollte der Abszess mit lokalen Maßnahmen behandelt werden.

So gibt es auch bei Krebs eine vernünftige lokale Behandlung, deren Zweck die Tumorzerstörung ist, sei es durch Bestrahlung oder besser noch durch operative Entfernung, *sei es durch lokale Applikation homöopathischer Arzneien.* Dies sollte, wenn möglich, jedesmal zur Anwendung kommen, insbesondere da sich ohne diese Lokalmaßnahmen die Behandlung der allgemeinen Intoxikation in den meisten Fällen als unzureichend erwiesen hat.

Daher ist es notwendig, die homöopathische Behandlung unter zwei Gesichtspunkten zu betrachten:

Allgemein (Arzneien, die im präkanzerösen Stadium genauso wie in der Tumorphase oder danach verschrieben werden)

Lokal (Behandlung nur während der akuten Tumorphase möglich)

A) Allgemeine Behandlung

Diese setzt sich aus folgenden Teilen zusammen:

1) Konstitutionsmittel
2) Krebsmittel
3) Drainage- und Ausleitungsmittel

1) Konstitutionsmittel

Zahlreiche Polychreste, gewöhnlich als Mittel bei krankhaften Konstitutionen verwendet, die „Basis-Mittel" oder unkorrekterweise „Konstitutionsmittel" genannt werden, sind sehr häufig bei kanzerösen oder präkanzerösen Patienten angezeigt. Wie in anderen Fällen auch, können diese Arzneien beim größten Teil der chronischen Krankheiten verschrieben werden, wie Hahnemann sie beschrieb. Das kann eine Sache der Psora sein, jenes Zustandes, der ja so schwierig zu erklären, aber so einfach zu erkennen ist; in anderen Fällen könnte es eine Frage von Sykose sein; nach Nebel ist jene Psora mit hereditärer Tuberkulose gleichzusetzen (für andere Autoren mit Infektionen intestinalen Ursprungs); obwohl man den, durch die Grundstörung im Patienten hervorgerufenen Zustand als tuberkulinisch oder als präkanzeröse Diathese bezeichnet, sollten wir nur beachten, dass es gewöhnlich die gleichen großen Grundarzneien sind, die an erster Stelle verschrieben werden sollten. Wir verfolgen hierbei nur ein praktisches Ziel, nämlich einen Überbück über die Krebsbehandlung zu geben und nicht eine ätiologische oder pathogenetische Untersuchung anzustellen.

Abhängig von Alter, Geschlecht, Rasse, Herkunft, Klima, Lebensgewohnheiten, Ernährung, Morphologie können wir feststellen, dass es tausende von Schattierungen gibt, die diesen Arzneien eine außerordentliche Vielfalt verleihen. Auch ist wahr, dass *Thuja, Lachesis, Jodum, Silicea, Lycopodium, Sulfur, Sepia, Petroleum, die Calcium-, Kalium- und Natrium-verbindungen, Carbo vegetabilis und animalis, Graphites, Causticum, Arsenicum album, Phosphor, Mercurius, Acidum nitricum, Nux vomica* und *Ignatia* verständlicherweise als die Arzneien in unseren Gedanken erscheinen, die in den meisten Fällen den krankhaften Zustand unserer Patienten charakterisieren. Sie stellen sich uns als *vielseitige Arzneien* dar, für die verschiedenartigen Persönlichkeiten, die vielfältig, facettenreich und variabel sind. Sie können auf verschiedene Art beschrieben werden, aber so wahr wie alles andere charakterisieren sie bestimmte *hereditäre psorische* Zustände beim Kind, tuberkulinisch in jedem Alter, aber besonders bei jüngeren Menschen (Kind, Heranwachsender, junger Erwachsener), oder *präkanzeröse psorische* oder *präkanzeröse sykotische* Zustände bei Erwachsenen und reifen Personen oder Älteren, die meistens Verbindungen von Psora und Sykosis zeigen.

Uns fehlt der erforderliche Platz, den präkanzerösen Zustand, wie er sich bei *Thuja, Lachesis, Sulfur, usw. zeigt*, detailliert zu beschreiben, so wie wir es unlängst mit dem tuberkulinischen oder tuberkulösen Zustand getan haben (*Allgemeiner Überblick über die derzeitige homöopathische Behandlung der Lungentuberkulose, L'Homoeopathie Moderne, 15. Nov. 1932*). Der Leser sollte auf die Materia medica zurückgreifen, die die erste Quelle allen homöopathischen Wissens ist. Wir wollen uns auf einige praktische Anwendungen dieser Mittel beschränken, die normalerweise in hohen Potenzen im präkanzerösen oder sogar kanzerösen Stadium gegeben werden.

Thuja:

Hahnemanns König der Sykose, der Diathese, die meist gutartige Wucherungen hervorbringt: Warzen, Condylome, Gewächse, Naevi, usw. Die Sykose gesellt sich zu einer Infektion der Genitalien, insbesondere Gonorrhoe, hinzu, oder nach *wiederholten Impfungen*, die toxisch für den Körper sind - hier besonders die Pockenimpfung.

Thuja steht an erster Stelle der Mittel des präkanzerösen Stadiums. Man sollte es in hohen Potenzen *nur selten wiederholen*, da es gefährlich sein kann und manchmal sogar eine krebsige Entartung beschleunigen kann.
Im übrigen kann *Thuja* auch mit Erfolg bei bestätigtem Krebs eingesetzt werden, wenn dieser nicht zu sehr bösartig ist und der Tumor noch lokalisiert ist. In diesen Fällen kann es bei Brustkrebs (entartetes Adenom) und bei Hautepitheliom angewendet werden. In solchen Fällen mag es vielleicht falsch sein, es in hohen Potenzen zu verschreiben. *Thuja* C 6, wiederholt gegeben, wird sich häufig bei bestimmten Krebsarten der Haut, insbesondere Kankroiden, als günstiger erweisen.

Lachesis:

Auch diese Arznei ist bei präkanzerösen Fällen und beginnendem Krebs ein Konstitutionsmittel ersten Ranges. Dies betrifft vor allem Frauen, die sich dem 5. Lebensjahrzehnt nähern, nachdem eine Phase mit Drüsen- und Kreislaufstörungen, die die Schilddrüse, die Ovarien und die Leber betreffen, vorausgegangen ist. Häufig sind diese Störungen von Schwindel, Hitzewallungen, Herzklopfen, allgemeiner Empfindlichkeit (sie können nichts Enges um Nacken, Brust oder Taille ertragen) und arteriellem Bluthochdruck begleitet. Wenn ein blutiger Ausfluss vorhanden ist, verbessert dies das Befinden der Patientin (insbesondere die Menses). Wenn auf der anderen Seite der Ausfluss aufhört, verschlechtert sich der Zustand (Menopause).
In anderen Fällen und unabhängig vom Geschlecht ist der präkanzeröse *Lachesis*-Fall *vergiftet* (Alkohol) oder *geschwächt*. Durch intensive krea-

tive Bemühungen oder erfinderische Bestrebungen hat dieser erschöpfte Mensch die Lebenssäfte tiefgreifend gestört und die Reserven nervlicher Energie verbraucht.
Im Gegensatz zu *Thuja* wirkt *Lachesis* bei bestimmten Krebsformen sogar in hohen Potenzen sehr gut und erscheint selbst bei häufiger Wiederholung nicht als gefährlich. Lachesis wirkt mehr allgemein auf die Intoxikation, die kanzerösen Ursprungs ist. *Thuja* hat eine mehr örtlich beschränkte Wirkung.

Jodum:

Jodum ist komplementär zu *Thuja*, welches gleichzeitig sein Antidot ist. Der Patient ist *entkräftet*, schwach und *magert* trotz guten Appetits sehr schnell ab. Bei ihm besteht die Tendenz, neues Bindegewebe und *harte* Drüsenschwellungen hervorzubringen (Brüste, Uterus, Lymphknoten, Schilddrüse, usw.). Man sollte nicht versäumen, *Jodum* zu verschreiben, da es oft einen günstigen Einfluss auf das Gewicht und sogar auf den Tumor hat, den es veranlassen kann, kleiner zu werden oder dessen Tendenz zur Verhärtung oder Ausbreitung es vermindern kann.

Silicea:

Diese Arznei ist auch mit *Thuja* und *Jodum* verwandt. Sie wirkt besonders auf das Bindegewebe; nach Ribbert treten hier häufig Veränderungen auf, bevor epitheliale Wucherungen erscheinen. Zeller, Fargas und andere Autoren loben es als passend bei präkanzeröser und kanzeröser Diathese. *Silicea* kann bei Narbenentartungen (Keloide, ähnliche Wirkung wie *Acidum fluoricum*) und besonders bei Skleroseneigung mit Erzeugung von neuem Fasergewebe verschrieben werden. Während *Thuja* ein geistig besessener, *Jodum* ein niedergeschlagener, melancholischer und ängstlicher Typ ist, ist *Silicea* ein überempfindlicher, ängstlicher Typ, der auch von fixen Ideen beherrscht sein kann.

Oft ist es notwendig, die Arznei bei Tumoren in mittleren Potenzen zu geben, und in hohen Potenzen in der prätumoralen Phase. Fargas benutzte auch *Acidum silicicum* als subcutane Injektion und hatte damit bei einigen Krebsfällen Erfolg. Genau wie bei *Jodum* ist der *Silicea*-Patient demineralisiert und magert sehr rasch ab.

Lycopodium:

Antipsorisch wie *Calcium carbonicum* und *Sulfur, neigt der Lycopodiumpatient* durch seine Leberinsuffizienz zur Tumorentwicklung. Seine Wirkung stärkt die Lebenskraft gegen das präkanzeröse Stadium. Bei diagnostiziertem Krebs hat Lycopodium kaum einen Wert, da es keine Wirkung auf die Tumorzellen hat, wie Thuja, *Jodum* oder *Silicea.*
Wenn die Leberinsuffizienz ausgeprägt ist, sollte es nur vorsichtig in niedrigen Potenzen verabreicht werden, da sich in Fällen von Leberblokkade oft sogar die C 30 als gefährlich erwiesen hat. Hier zeigt sich ganz von allein die Notwendigkeit einer guten, einleitenden, allgemeinen Drainage.
Der *Lycopodiumpatent*, der Krebs bekommt, wird den Tumor vorzugsweise an der Leber, dem Magen oder den Eingeweiden ausbilden.

Sulfur:

Als König unter Hahnemann‘s antipsorischen Arzneien, sollte *Sulfur* für den präkanzerösen Zustand vorbehalten sein. Es hat keinen günstigen Einfluss auf bestätigten Krebs, nicht einmal im Anfangsstadium, und kann in diesen Fällen sogar gefährlich sein, da es die Fortpflanzung der Krebszellen und die Abmagerung des Patienten begünstigt. Im Gegensatz dazu sollte man beachten, dass es gelegenüich bei jenen Patienten, gewöhnlich *Hypertoniker*, verschrieben werden sollte, bei denen der allgemeine arterielle Bluthochdruck von einer starken, sowohl arteriellen wie venösen,

Leberstauung begleitet ist. Diese Stauung wird durch blutende Hämorrhoiden gelindert. *Dieser abdominelle arteriovenöse Bluthochdruck ist die Vorstufe zum Krebs, der sich vorzugsweise im Verdauungstrakt oder einem Bauchorgan lokalisieren wird.* In diesen Fällen kann eine unpassende lokale Behandlung, wie z.B. Unterdrücken einer Hämorrhoidenblutung, sehr gefährlich sein.

Sepia:

Das krankhafte Wesen von *Sepia* wird häufig bei Personen mit drohendem Krebs beobachtet. Wie *Sulfur* und *Lycopodium* wirkt diese Arznei vorzugsweise auf einen gestörten Allgemeinzustand, nicht aber auf den Tumor. Gekennzeichnet wird *Sepia* durch einen venösen Leberhochdruck. Die abdominelle Stauung herrscht besonders im Becken vor und wird nicht, wie bei *Sulfur*, von einer arteriellen Beteiligung begleitet. Die *Erschlaffung* veranlasst *Ptosis* und das Gefühl des nach unten Drängens. Die endokrinen Störungen (Leber, Nebennieren, Genitalien) verursachen das charakteristische Aussehen und die Veränderungen der Hautpigmentation. *Sepia* wird sich - unbehandelt - eher zu einem Krebs in der Becken-Uterusregion, dem Rectum, dem Sigmoid des Dickdarms und der Prostata entwickeln.

Petroleum:

Diese Arznei ist mit *Sulfur* verwandt. Es ist interessant, die kanzeröse Neigung von *Petroleum* oder Benzol und den Ölderivaten zu beobachten (*Pix liquida* und die Anilinverbindungen, wie ich schon aufgezeichnet habe). Diese Produkte wirken eher auf die Krebsneigung der *Haut*. Bei *Petroleum* sind *Hauteinrisse* < im *Winter* durch Kälte. Die Unverträglichkeit von Kohl ist mit Verdauungsstörungen vergesellschaftet und wird durch Behandlungsfehler verschlechtert. Es kann sich entweder zu einem Schleimhautkrebs des Verdauungstraktes oder zu einem Hautkrebs entwickeln. Die Wirkung von *Petroleum* richtet sich gegen Oberflächenkrebs (Haut, Schleimhaut) und nicht gegen massige Krebse (Drüsen).

Die Calciumverbindungen:

Von den drei großen Calciumsalzen weist als einziges *Calcium fluoricum* ein Tumorelement auf. Es verursacht an Drüsen oder Bindegewebe eine steinerne Verhärtung. Es ist mit *Silicea* verwandt. Bei Brust- und Uteruskrebs wirkt es genausogut wie bei Krebs anderer Organe. *Calcium phosphoricum* hat fast keine Wirkung bei Krebs oder im präkanzerösen Stadium. *Calcium carbonicum*, Hahnemann's großes Antipsoricum, ist eher bei präkanzerösen Hyperthyreotikern angezeigt. Diese reagieren überempfindlich auf Kälte und sind frostig, haben schlaffe Muskeln und eine schlaffe Haut, sind schlecht ernährt und fettsüchtig. Die Blutgerinnungszeit ist verlängert (Joseph Roy hat in seinen Blutuntersuchungen auf ein gehäuftes Auftreten zu schneller Gerinnung bei Krebs und in präkanzerösen Fällen hingewiesen). Der Mensch magert nach einer Anfangsphase von unechter Plethora und Fettansatz rasch ab. *Calcium carbonicum* kann therapeutisch den demineralisierenden Einfluss von Krebs regulieren. Es kann speziell auf Drüsenschwellungen wirken. Bei verdächtigen, schmerzlosen Geschwüren und geschwollenen Lymphknoten wird *Calcium jodatum* indiziert sein. Bei Schmerzen von ulzeriertem Krebs sollte *Calcium oxalicum* angewendet werden.

Die Kaliumverbindungen:

Es ist bekannt, dass bei Krebs eine Störung des Stoffwechsels von Kalium genauso wie von Calcium, Natrium und Magnesium vorliegt. Um die Wahrheit zu sagen, sind die *Kalium*-Arzneien bei bestätigtem Krebs von sekundärer Bedeutung. Jedoch verlangen präkanzeröse Fälle häufig nach *Kalium carbonicum* (Schwäche, Frost, Schmerzen im Lumbalbereich, Schweiße, Abmagerung) oder nach *Kalium bichromicum* (Magen- und Pylorusgeschwüre, die sich bösartig verändern können; langsam sich entwickelnde, schmerzlose Geschwüre mit senkrechtem Rand, aus denen dicker, zäher Eiter langsam heraussickert). Wir sollten aber besonders an *Kalium jodatum* denken, wegen seiner gezielten Wirkung auf das infiltrierte Bindegewebe und die hypertrophierten Drüsen, besonders nach Syphilis. *Kalium arsenicosum* bei hartnäckigen Hauterkrankungen mit Rissen und bösartiger Tendenz. *Kalium cyanatum* bei Zungenkrebs.

Die Natriumverbindungen:

Natrium muriaticum entspricht viel mehr dem tuberkulinischen als dem präkanzerösen Zustand. Aber trotzdem ist es manchmal bei entkalkten Personen angezeigt. *Natrium sulfuricum* passt für den sykotischen und hydrogenoiden Zustand; der Patient reagiert empfindlich auf feuchte Kälte, und bei ihm kann die Verbindung von Sykose und Psora die Entwicklung eines bösartigen Tumors begünstigen.

Carbo vegetabilis und Carbo animalis:

Carbo vegetabilis wird bei mangelnder Vitalität, Sauerstoff- und Ernährungsmangel eingesetzt. *Carbo vegetabilis* zeigt eine schon alte und hartnäckige gastrointestinale Erschlaffung und ist möglicherweise bei Krebs (besonders im Verdauungstrakt) oder dem präkanzerösen Stadium angezeigt. Aber *Carbo animalis* ist eine der besten Arzneien bei bestätigtem Krebs; harter Tumor, verhärtete und geschwollene Lymphknoten, oberflächliche Krampfadern, bläuliche Verfärbung von infiltriertem Gewebe, brennende Schmerzen und Aufblähung des Magens. Es hat eine vorzügliche, gezielte Wirkung auf Brust- und Magenkrebs. Aber es verdient nicht nur wegen seiner oft wohltuenden Wirkung auf den Allgemeinzustand (Gewichtszunahme und vorläufiges Aufhalten des körperlichen Verfalls) Erwähnung, sondern auch wegen seiner Wirkung auf den Tumor selbst, der kleiner, weniger hart und weniger schmerzhaft wird.

Graphites:

Die Person ist sehr psorisch, sehr frostig, hat feuchte Hautausschläge und hartnäckige Verstopfung. In bestimmten Fällen kann *Graphites* das präkanzeröse Stadium kennzeichnen, wobei eine Neigung zu Gewebeverhärtungen und Narbenentartung besteht.

Causticum:

Es ist sehr deutlich, dass sich dieses andere Antipsoricum, gleichzeitig Antisykotikum, sehr oft gegen Krebs richtet: Auszehrung, schmutzige, gelbe Farbe, erschrockenes Aussehen, Neigung zu Warzen im Gesicht, usw. Die Geistes- und Gemütssymptome sind bei *Causticum*, wie bei anderen Arzneien, häufig zur Charakterisierung und Individualisierung des Patienten von großer Bedeutung; der Patient im präkanzerösen Stadium zeigt häufig einen geschwächten inneren Halt, Traurigkeit, fixe Ideen, Zukunftsangst, Seelenqual und übertriebene Empfindlichkeit; bei der Wahl der Arznei für den Allgemeinzustand sollte ebenfalls der Geistes- und Gemütszustand von *Causticum* (übersensibel, uneigennützig, Traurigkeit) oder *Thuja* (fixe Ideen) oder *Jodum* (Ängstlichkeit) mitbedacht werden.

Arsenicum album:

Arsenicum ist sehr wichtig und oft indiziert. Arsenicum individualisiert viele diagnostizierte Krebsfälle durch seine Entkräftung, abwechselnd mit oder begleitet von einer gewissen Unruhe, durch seine brennenden Schmerzen, die > durch Wärme sind und durch seine charakteristische Periodizität. In diesen Fällen wird *Arsenicum* eine vorübergehende Besserung bewirken, die vergänglich oder leicht verlängert ist, wie bei sehr geschwächten präkanzerösen Personen. Es hat eine spezielle Wirkung auf Kankroide (auch *Thuja* und *Cinnabaris*).

Phosphorus:

Es ist wenig bekannt, dass diese Arznei mit klarem Erfolg vor der Tumorphase wirken kann, wenn die Entartung einer Drüse und ihrer Kerne noch kaum begonnen hat. *Phosphorus* hat vorwiegend eine gezielte Wirkung auf höherliegende Gewebe im Gegensatz zu Silicea, seinem Ergänzungsmittel, welches eine Wirkung auf die interstitiellen Gewebe hat. *Phophorus* erscheint besonders bei Leber- und Pankreaskrebs. Obwohl nur von sekundärer Bedeutung, ist *Phosphorus* wert, beachtet zu werden.

Mercurius:

Wegen seiner nächtlichen Verschlimmerung, seiner Lymphknotenschwellung, seiner blutenden Geschwüre, seiner Entkräftung, seines Schweißes und seines Mundgeruches kann man *Mercurius* und seine Salze bei Krebs, der an einer Stelle im Verdauungstrakt lokalisiert ist, im Gedächtnis behalten. Dies gilt besonders, wenn der Krebs einer früheren Syphilis folgt. Das interessanteste der Mercursalze ist *Cinnabaris* (oder *Mercurius sulfuratus ruber*) bei normalen oder entarteten Condylomen.

Acidum nitricum:

Wir wollen uns bei dieser Arznei, die komplementär zu *Mercurius* und *Calcium carbonicum* ist, an ihre Neigung zu Fissuren und schmerzhaften Geschwüren (Gefühl von feinen Nadeln), die Schwäche, die Demineralisation, den fortschreitenden Verfall und die Abmagerung erinnern. Man sollte deswegen bei bestätigtem Krebs an *Acidum nitricum* denken. Hier kann es eine Wirkung erzielen, und wenn nicht auf den Allgemeinzustand, so doch wenigstens auf die Schmerzen.

Nux vomica und Ignatia:

Zum Schluss noch diese beiden Strychnine, die - genau genommen - keine Arzneien des präkanzerösen Stadiums sind. Trotzdem verdienen sie Beachtung wegen der Häufigkeit und Wichtigkeit ihrer Geistes- und Gemütssymptome. Beide Mittel sind in der Lage, am neurovegetativen System und am Lebenswillen unserer Patienten, die krebskrank sind oder eine Neigung zu Krebs haben, wohltuend einzugreifen.

Dies sind die hauptsächlichen Konstitutionsmittel, die wir im Überblick haben sollten. Die Potenzen, in denen sie gegeben werden sollten, sind recht vielfältig. Im Allgemeinen sind die hohen Potenzen dem präkanzerösen Stadium vorbehalten; die niedrigen und mittleren Potenzen bei bestätigtem Krebs.
Schnell wollen wir noch hinzufügen, dass die Ergebnisse, die allein mit diesen Mitteln erreicht wurden, sehr unzuverlässig sind, dass die Fälle mit wirklicher Heilung sehr selten sind, und dass die einfache Verbesserung bei Krebs sehr unbeständig ist. Auf der anderen Seite haben wir häufig bei vielen präkanzerösen Fällen Erfolg. Aber leider ist es unmöglich, einen Beweis für solche Leistungen zu erbringen. Der Praktiker ist davon jedoch zutiefst überzeugt. Für ihn allein macht es einen wertvollen Eindruck.

2) Die eigentlichen Krebsarzneien

Diese sind in der homöopathischen Materia medica sehr zahlreich vertreten. Wir werden diese Arzneien sehr kurz studieren. Um uns die Arbeit zu erleichtern, werden wir sie ein wenig willkürlich in verschiedene Gruppen einteilen.

a) Die gebräuchlichsten Arzneien

Diese Arzneien haben sich als diejenigen mit der konstantesten Wirkung auf den *Tumor* selbst wie auf den *Allgemeinzustand* erwiesen.

Sedum acre und Sedum repens:

Der Wert von *Sedum acre* wurde besonders durch den verstorbenen Abt Keul in meine Aufmerksamkeit gerückt. In materiellen Dosen, Urtinktur, Dl und D3, hat es eine unzweifelhafte Wirkung auf Krebs im Allgemeinen, lässt den Patienten zunehmen und mildert den Tumor manchmal ab oder vermindert wenigstens sein Wachstum. Das Hauptsymptom dieser Arznei ist ihre *Neigung zu Haut- und Schleimhautfissuren*, die häufig bei Krebs oder im präkanzerösen Stadium auftreten. Die Pathogenese dieser beiden Arzneien ist unvollständig. Deshalb müssen wir damit zufrieden sein, sie empirisch einzusetzen. *Sedum repens* wirkt besonders auf die Bauchorgane. *Sedum telephium*, eine Pflanze derselben Familie, soll besonders bei Uterus- und Mastdarmkrebs mit Hämorrhagien wirken.

Scrophularia nodosa:

Diese Arznei wirkt besonders bei Krebs der Brust, der Haut, des Uterus und des Rectums in niedrigen Potenzen oder materiellen Dosen. Dies gilt besonders, wenn eine Drüsenbeteiligung vorhanden ist. A. Nebel lobt ihre Drainagewirkung; Cooper betonte ihren Wert sehr.

Sempervivum tectorum:

Krebs der Zunge, der Brust, des Mastdarms und andere Arten. Die Neigung zu Aphthen und bösartigen Geschwüren indiziert diese Arznei besonders bei ulzeriertem Krebs. Sie muss auch in der Urtinktur oder niedrigen Potenzen verwendet werden.

Carbo animalis:

Diese Arznei haben wir schon als ein Konstitutionsmittel von großem Wert kennengelernt.

Condurango:

Ich selbst habe den Wert von *Condurango* bei Krebs des Oesophagus, des Magens und der Eingeweide beobachtet. Eines ihrer wertvollen äußerlichen Zeichen besteht in Rissen der Mundwinkel. Das Mittel wirkt auch bei Krebs, der am Übergang von Haut und Schleimhaut angesiedelt ist: Lippen, Anus, Lider. Anwendung in niedrigen oder mittleren Potenzen.

Cistus canadensis:

Diese Arznei wirkt besonders bei Krebs der Brust, des Rachens oder des Halses und verursacht sehr auffallende Halsdrüsenschwellungen. Chronische Nasen- Rachenentzündung. Extreme Empfindlichkeit gegen Kälte.

Hydrastis:

Diese Arznei ist für die Brust genauso gut wie für den Magen. *Hydrastis* ist von großem Wert bei Krebs, ulzeriert oder nicht, mit fortschreitender Schwäche, auszehrender Abmagerung; häufig besteht Salzsäuremangel vor und während der Magenkrebsentstehung.

Kreosotum:

Blutende Geschwüre, rasch wachsende Tumore und einen brennenden, wundmachenden, stinkenden Ausfluss absondernd; dies sind die Hauptkennzeichen von *Kreosotum*, das besonders gut bei Cervixkrebs wirkt.

Ornithogalum:

Das Mittel wurde schon von Cooper erwähnt, dann von Gisevius und anderen Autoren genutzt und wird besonders in niedrigen Potenzen oder materiellen Dosen verwendet. Diese Arznei hat eine bemerkenswerte Wirkung auf den Bereich von Pylorus und Duodenum. Sie wirkt auf ein Geschwür genauso wie auf einen bestätigten Krebs.

Phytolacca:

Hier ist wieder eine Arznei, die bei harten oder faserigen Tumoren nicht vernachlässigt werden darf, da sie die Tumoren weichmachen und verkleinern kann. Anwendung auch bei wenig bösartigen Tumoren, die sich langsam entwickeln (Szirrhus der Brust) oder bei vermuteten, noch nicht entarteten Tumoren (Parotiden). Indessen gebührt ihr die Ehre einiger unbestreitbarer Heilungen. Syphilis ist gewöhnlich bei den Vorfahren nachzuweisen. Anwendung in niedrigen Potenzen.

b) Arzneien bei Schmerzen

Arsenicum Album und Acidum nitricum:

Diese beiden Arzneien, die wir schon bei den Konstitutionsmitteln betrachtet haben, fuhren diese Gruppe an. Die erstere mit ihren brennenden Schmerzen und die zweite wegen des Gefühls von feinen Nadeln.

Apis:

Diese Arznei setzt die Reihe fort. Brennende Stiche wie von roten, heißen Nadeln.

Arnica:

Schmerzen wie gequetscht. Besonders nützlich bei Geschwulst der Brust nach einer Verletzung. Die Geschwulst kann entartet sein oder nicht.

Bryonia:

Besserung durch Ruhe und starken Druck (besonders bei Brustkrebs, der abgestützt oder hochgebunden werden sollte).

Calcium aceticum:

Viele, oft zusammenschnürende Schmerzen.

Euphorbium:

Brennende oder lanzinierende Schmerzen, pustulöse Geschwüre.

Magnesium phosphoricum:

Krampfartige Schmerzen (nicht brennend), > durch Wärme.

Ruta:

Schmerzen wie gequetscht, tiefsitzende Schmerzen, knöchern oder periostal. Intensive Schwäche. Einzelne Bereiche, Knochen, Periost, Knorpel, Rektum.

c) Tumorarzneien

Die Arzneien, die wegen ihrer Wirkung auf den bösartigen Tumor selbst ausgewählt werden, haben eine gezielte Wirkung auf ein bestimmtes Gewebe oder Organ. Lassen Sie uns hier vorzugsweise die Gewebsarzneien studieren, die für Drainage und Ausleitung reserviert sind. Wir wollen die Indikationen der Eingeweideaffinitäten dieser Pflanzen und Mineralien darstellen.

Silicea:

Ein Konstitutionmittel, das auf das Bindegewebe und interstitielle Gewebe wirkt. Abkömmlinge dieser Arznei sind *Silicic. acid.*, wurde von Fargas gelobt; *Calcium silicatum* (Abzehrung, empfindlich gegen Kälte); *Lapis albus* ist so hilfreich bei einfachen Fibromen des Uterus mit Verklebungen (= *Calcium silico-fluoratum*).

Barium carbonicum:

Wirkt auch bei sklerosiertem oder verhärtetem Gewebe, besonders bei Adenomen der Brust, entartet oder nicht. *Aurum metallicum, Aurum arsenicum, Aurum muriaticum natronatum* und *Plumbum jodatum* wirken alle besonders bei den verhärteten, skirrhösen, nicht wachsenden Formen.

Selenium:

Wird hier auch gelobt. Schwäche, Abmagerung und mögliche Neigung zu Sarkom.
Wir dürfen nicht die *Calciumverbindungen vergessen*, die auf die Lymphdrüsen wirken. *Calcium fluoricum* hat eine zweifache Wirkung, auf Bindegewebe und Drüsen.
Wirkung auf Knochen: *Silicea, Aurum, Ruta* (wirkt auch bei Rectumkrebs) und besonders Symphytum.

d) Verschiedene Mineralien und Säuren

Es sind verschiedene Mineralsalze und Säuren, mit unbeständigen, meist negativen Ergebnissen, für die Behandlung von Krebs vorgeschlagen worden. *Acidum nitricum* haben wir schon betrachtet, und diese Arznei ist von Wert. Wir wollen die anderen noch schnell aufzählen: *Acidum aceticum* wurde innerlich und äußerlich von W. Owens angewendet; *Acidum carbolicum*, dessen plötzliche Schmerzen schrecklich und die Ausflüsse faulig sind; dieses Mittel wirkt gut, besonders bei ulzeriertem Krebs der Cervix; *Acidum formicicum*, in niedrigen Potenzen verwendet (D3 und D4), wirkt bei Krebs genauso gut wie bei degenerativem Rheumatismus.
Nach *Calcium jodatum, Calcium oxalicum, Kalium jodatum, Kalium arsenicosum, Kalium cyanatum, Plumbum jodatum*, auf die wir vorher schon eingegangen sind, wollen wir auf *Cinnabaris* hinweisen. Der Wert von *Cinnabaris* bei Kankroid des Gesichts wurde mir unlängst von Dr.

LeTellier deutlich gemacht, wenn es in der C 3 abwechselnd mit *Thuja* C 6 gegeben wird (ich bin seiner persönlichen Praktik gefolgt, nachdem ich einen Fall von Dr. Conan senior beobachtet habe). *Carboneum sulfuratum* ist auch bei Neuritis und Lähmungen nützlich. *Ova tosta* wird bei Krebsschmerzen und Warzen verwendet. *Arsenicum bromatum* bei verhärteten Tumoren mit Schwäche und Neigung zum Ausbruch oder Ulzerieren. *Antimonium chloratum* bei Schleimhautkrebs und großer Entkräftung.

e) Andere Arzneien

Galium aparine:

Unvollständige Pathogenese. Ulzerierter Krebs und knötchenartige Tumore der Haut und Zunge, die sich auf der Oberfläche entwickeln. Wirkt auch auf die Harnorgane (Blasensteine).

Fuligo ligni:

Nützlich bei Epitheliom der Haut und bei Schleimhautreizung, besonders Uterus und Scrotum. Verwandt mit *Kreosotum.*

Hoang-Nan:

Erschöpfung und Schwindel. Die Arznei ist in der Lage, den Geruch und die Blutungen von Krebs zu bessern, indem sie eine Verbesserung des Allgemeinzustandes bewirkt. Verwandt mit *Arsenicum album.*

Cinnamonum:

Schmerz, Blutung, Gestank. Sollte besonders bei Uteruskrebs wirken.

Anatherum:

Ulzerierter Krebs, entzündete Lymphknoten. Verhärtung von Brüsten, Zunge oder Cervix.

Cholin:

ist ein Alkaloid von *Taraxacum* und wurde von Adamkiewicz genutzt. Durch seine Wirkung auf die Leber ist *Taraxacum* ein gutes Drainagemittel im präkanzerösen Stadium.

Cholesterinum:

bei Leberkrebs.

Eosin:

nach Woodbury bei brennenden Krebsschmerzen.

Radium bromatum:

Schwäche, Schwindel und Neigung zu Epitheliomen der Haut.

X-Ray:

Nach Dr. Chiron antidotieren sich diese beiden Arzneien. *Radium bromatum* antidotiert die schlimmen Folgen von Röntgenbestrahlung bei einem Patienten, der zu heftig behandelt worden ist. Ebenso antidotieren Röntgenstrahlen unangenehme Folgen von *Radium* bei Patienten, die damit behandelt worden sind.
Nur ganz allgemein wollen wir erwähnen, dass alle diese Arzneien in niedrigen Potenzen, manchmal sogar in materiellen Dosen und die Pflanzen in Urtinktur gegeben werden sollten. Ein Teil dieser Arzneien wird auch lokal angewendet. Die Unbestimmtheit ihrer pathogenetischen Indikationen muss langsam aber sicher durch klinische Erfahrungen und besonders durch neue, in der Zukunft durchgeführte Versuche, ausgeglichen werden.

3) Mittel zur Drainage und Ausleitung

Bei Krebs, wie bei Tuberkulose, ist es wichtig, in *zentripetaler* Weise zu wirken, um Mineralsalze zurückzuhalten und um Unterernährung zu verhindern (fortwährender Kampf gegen den Kräfteverfall). Auch müssen wir die Gifte, die gehäuft im Körper vorhanden sind, in *zentrifugaler* Weise unwirksam machen oder ausscheiden. Das ist der Grund, warum wir, in Übereinstimmung mit Nebel, unsere Patienten *drainieren.*

Die Drainage sollte, wenn möglich, durch die ausgewählt lokale Wirkung von bestimmten sehr gut individualisierten Arzneien gesteuert werden. A. Nebel hat einen nützlichen Arzneienverband zur Drainage hervorgehoben: *Chelidonium, Hydrastis, Crataegus, China und Scrophularia nodosa*, alle in Tinktur, deren Wirkung uns zwingt, es auch bei präkanzerösen Zuständen im Gedächtnis zu behalten. Wir haben auch den Wert von bestimmten anderen Arzneien bemerkt, die, gemäß der Drainageidee, sehr gut zu wirken scheinen: *Sedum acre* und *Phytolacca*. Sedum acre für den Allgemeinzustand und den Tumor. *Phytolacca* scheint seine Wirkung in der Tumor-Gruppe hervorzubringen.

Als erster hat Cooper, dann LeHunte Cooper, den Wert der Wirkung homöopathischer Arzneien gezeigt, die in materiellen Dosen, ein oder zwei Tropfen einer gut hergestellten Tinktur, angewandt, eine spezifische Wirkung auf bestimmte Körperregionen oder Eingeweide haben.

Das ist der Grund, warum wir hier ganz besonders die spezifische lokale Wirkung von homöopathischen Arzneien bei Krebs herausstellen müssen. Wir haben die folgende Liste zusammengestellt, die für immer mögliche Zusätze und Veränderungen offen ist.

Lippen: *Condurango*

Zunge: **Kalium cyanatum** (unbeständige Wirkung; beachten Sie bitte, dass der Speichel kleine Mengen Kalium-Eisenzyanat enthält), **Sempervivum tectorum**, *Galium aparine.*

Rachen: *Cistus canadensis*

Speiseröhre: *Condurango*

Magen: *Carbo animalis, Condurango, Hydrastis, Lycopodium, Kalium bichromicum*

Pylorus und Duodenum: **Ornithogalum**

Darm: **Condurango, Carbo animalis, Arsenicum album**, *Sedum repens, Petroleum*

Caecum: *Ornithogalum*

Colon Sigmoideum und Rectum: Ruta, Scrophularia nodosa, Sempervivum tectorum

Anus: *Condurango*

Leber: Cholesterinum, Lycopodium, Phosphorus, *Cholin*

Pankreas: *Phosphorus*

Uterus: Aurum muriaticum natronatum, Kreosotum, *Cinnamonum, Sepia*

Brüste: Asterias rubens, Conium, Carbo animalis, Hydrastis, Sempervivum tectorum, *Plumbum jodatum, Thuja*

Hoden: Aurum metallicum

Hodensack: *Fuligo ligni*

Haut: Scrophularia nodosa, Condurango, Galium aparine, Arsenicum album, Thuja, Cinnabaris, *Petroleum, Kalium arsenicosum, Radium bromatum*

Auge: Condurango (Lider)

Periost: *Ruta, Symphytum, Phosphorus*

Lymphdrüsen im allgemeinen: *Carbo animalis*

Drusen im allgemeinen: *Scrophularia nodosa, Jodum, Calcium fluoricum*

Gesicht: Thuja, Cinnabaris

Hals: *Cistus canadensis, Mercurius (Parotiden)*

Im Allgemeinen müssen wir beachten, dass jede Behandlung, deren Gegenstand eine Funktionsverbesserung der verschiedenen Drüsen, insbesondere der Leber, ist, schon in sich selbst eine effektive Drainagetherapie gegen die Gefahr des Krebses darstellt. Dies kann sogar den Zustand in einem bestätigten Krebsfall verbessern. Das ist der Grund, warum wir bei dieser Frage den Wert der *Organopathie* nicht vernachlässigen dürfen, obwohl im Tumorstadium Drüsensekrete kaum mehr günstig wirken können. Dies gilt nicht für das präkanzeröse Stadium. Lassen Sie uns besonders die Notwendigkeit hervorheben, eine gute Leberfunktion zu erreichen: *Leberdrainage* mit ihren biliösen und zentrifugalen Funktionen ebenso wie mit ihrer endokrinen und säfteverbessernden Wirkung. *Taraxacum, Chelidonium, Carduus marianus, Cholesterinum,* usw., alle ausleitenden Leberarzneien spielen im präkanzerösen Stadium eine wichtige Rolle, wenn sie klug ausgewählt werden.

In diesem Fall ist es auch möglich, den Mangel an bestimmten Mineralien durch eine Therapie auszugleichen, die auf der Zufuhr von diesem oder jenem Produkt bei der täglichen Ernährung beruht. Wir dürfen hier nicht nur die Ernährungsstörungen von *Magnesium* beachten, sondern müssen auch jene von *Calcium, Natrium und Kalium* bedenken. Um dies zu erreichen, ist es nicht nötig, große Magnesiummengen unter dem Vorwand der Bekämpfung eines möglichen Krebses zu geben. Zu oft würde man so das Erscheinen einer sehr unangenehmen, subakuten oder chronischen Nephritis herausfordern.

B) Lokale Behandlung

Wir dürfen die lokale Behandlung bei Krebs nicht vernachlässigen. Im Kampf gegen den Körper und den Tumor wird die Zerstörung des Letzteren, wenn möglich, dem Patienten natürlich nützen. Homöopathen täuschen sich, wenn sie dies leugneten. Und gewisse Ärzte betrügen sich

selbst, wenn sie ihr Vertrauen nur in die einfache Therapie der Entfernung oder Zerstörung setzen.
Chirurgische Eingriffe sind nur dann klug und hilfreich, wenn sie rechtzeitig und nicht zerstörerisch durchgeführt werden; Strahlen- und Radiumtherapie ist ein zweischneidiges Schwert, das nur sehr vorsichtig nach langer klinischer Erfahrung und in sehr ausgewählten Fällen angewendet werden darf (Radium für Zunge und Cervix, Epitheliome der Haut, usw.). Die Homöopathie und ihre Lehre sollte uns nicht einen solchen Grad von Engstirnigkeit verleihen, dass wir diese Behandlungsmethoden verneinen wollten. Das wäre ein Irrtum. Wir sollten nur ihren übermäßigen Gebrauch bekämpfen. Wenn möglich sollten wir immer die *Elektrokoagulation* wählen, deren Anwendung frei von so vielen Gefahren und Rückschlägen ist.

Aber wir müssen den Wert von bestimmten unserer Arzneien, besonders Pflanzen, sehr gut kennen, die lokal als Bäder oder Umschläge, die die Urtinktur enthalten, angewendet werden. Ihre Wirkung ist dergestalt, dass die einfache Form der lokalen Behandlung in der Lage ist, die Prognose der unterschiedlichen Neoplasmen völlig zu verändern. Hiervon ausgenommen sind bestimmte Formen von Bösartigkeit und durch ihre anatomische Lage nicht erreichbare Tumore (Rückenmarks- oder Basalzellen).

Lassen Sie uns Krebs von der morphologischen Seite her betrachten. Krebs kann innerlich und äußerlich sein. Der äußerliche Krebs ist leichter *zugänglich* und deshalb auch eher mit unseren, in Urtinktur getränkten, Kompressen erreichbar. Der Krebs kann an der *Oberfläche* sein. Hier befällt er vor allem Haut und Schleimhaut; er breitet sich zweidimensional überallhin aus. Bei dreidimensionaler Ausbreitung zerstört er die Drüsen, und sein Größenwachstum wird der Grund für einen sehr schnellen und ernsten Ausgang sein. Unsere lokale Behandlung wird vorzugsweise auf die Krebsformen einwirken, die direkt an der Oberfläche zugänglich sind, wie Zunge, Haut, Brust, Bauch, Cervix und Rectum.

Gemäß den Fällen unserer persönlichen Erfahrung, geben wir einige Tropfen (5, 10, 20) einer sorgfältig ausgewählten Tinktur auf eine feuchte Kompresse, die vorzugsweise aus doppeltgelegtem Flanell besteht. Der

Verband wird 1-3 mal täglich erneuert. Nach dem Verbinden (mit nicht aufsaugender Baumwolle oder Binde) wird sich die Oberfläche und Größe des Tumors vermindern. Seine Beschaffenheit wird sich verändern, das Neoplasma wird weicher werden. Manchmal wird es sogar geschwürig werden, um einen Teil seiner Absonderungen besser ausscheiden zu können. Diese positive Wirkung kann sich auch auf die Drüsen erstrecken.

Die von uns am häufigsten genutzten Tinkturen sind: *Sedum repens, Phytolacca, Scrophularia nodosa, Hydrastis* (alle Krebsformen); *Condurango, Ornithogalum, Conium* (Magen); *Conium, Bryonia* (Brust); *Calendula* (ulzerierter Krebs). Ich habe wenig Erfahrung mit *Sempervivum tectorum, Galium aparine, Symphytum,* aber wir sollten sie auch nicht vernachlässigen.

II. Isopathische Methoden und spezifische Nosoden

Seit einigen Jahren gibt es die Tendenz, eine spezifische Behandlung für Krebs, wie für andere Erkrankungen, zu erforschen, die darauf beruht, Organismen oder verschiedene Extrakte von Krebsgewebe zu isolieren. Diese Idee wird heutzutage nicht nur von Homöopathen, sondern auch von anderen Kollegen verfolgt. Sie haben sich durch eine natürliche geistige Entwicklung in diese Richtung führen lassen. Dies ist in Richtung der allgemeinen homöopathischen Philosophie gegangen.

Zahlreiche Arzneien wurden auf diese Weise vorgeschlagen. Wir wollen versuchen, eine möglichst vollständige Liste dieser Arzneien aufzustellen mit einigen knappen Bemerkungen über ihre Anwendungsbereiche und Indikationen.

A) Spezifische Methoden

1) Homöopathische Potenzen kanzeröser Ausscheidungen sind schon lange Zeit gemacht worden: *Epitheliominum* (Extrakt von Epithiliom), *Scirrhinum* (Extrakt von Scirrhus), *Carcinosinum* (Extrakt von einem beliebigen Krebs). Die erreichten Ergebnisse waren unbeständig und veränderlich.

2) Viel interessanter ist die Arbeit von Dr. Cahis aus Barcelona, der dieser Frage große Beachtung geschenkt hat. Er verabreicht *Cancero-toxin* oder auch *Pan-Cancro* gemäß einer bestimmten Potenzabfolge (Wir wären Dr. Cahis[9] sehr dankbar, wenn er uns, falls seine Gesundheit dies erlaubt, einige Artikel seines *„Homöopathischen Testaments"* mit seinen persönlichen Überlegungen und Erklärungen zu seiner Methode schicken würde).

9 Dr. Cahis verstarb kürzlich - S. A. K.

3) Es wurden Versuche gemacht, einen oder mehrere Krebsorganismen zu isolieren und diese als homöopathische Potenzen zu verschreiben. Hier stellt sich nicht die Frage, ob diese isolierten Organismen nur Zeugen, Saprophyten oder *Gewinnmacher* im Tumor oder aber die tiefe und echte Ursache des Tumors darstellen. Nicht weniger wahr ist, dass sich diese Art von Produkten in bestimmten Fällen als nützlich erweist. M. Nebel verdanken wir unser *Micrococcin* (Doyen's *Micrococcus* in der 30., 200. und höheren Potenz). Von Joseph Roy bekamen wir Oscillococcin. Das Letztere ist häufig von großem Nutzen bei denen, die eine Neigung zu Krebs haben. Aber es ist gefährlich und kann die Verschlimmerung eines bestätigten Krebsfalles bewirken, worauf sogar der Autor hinweist. Auf der anderen Seite hat *Micrococcin* oft eine nachweisliche nützliche Wirkung. Wenn diese auch nicht dauerhaft ist, so hat das Mittel doch wenigstens eine zeitweilige und deutliche Wirkung auf das Gewicht und den Allgemeinzustand.

Die 200. Potenz scheint optimal zu sein. Es ist nicht nötig, die Arznei öfter als einmal alle 2-3 Monate zu wiederholen. Der *Patient sollte vorher sehr gut drainiert werden.* Auch sollte er regelmäßig im 10-, 15- oder 20-Tagerhythmus sein Konstitutionsmittel erhalten.

4) Dr. Nebel benutzt besonders bei Krebs Potenzen seines *Onkomyxa* (vorzugsweise die 4. Potenz subcutan). In seinem Buch, das er zu diesem Thema herausgegeben hat, kann man das Wesentliche seiner Gedanken zu diesem Thema nachlesen.

5) Es wurde darüber nachgedacht, potenziertes Blut bei Krebs oder präkanzerösen Fällen zu geben; nach Roger. Dr. Joseph Roy nutzte als erster in Frankreich die *individuelle Isopathie mit Blut.* J. Roy hat diese Praktik jetzt aufgegeben, da er sie für gefährlich und von nur vorübergehender Wirkung hielt. Ich bin der Meinung, dass die Wahrheit hierbei vielleicht der goldene Mittelweg ist; ich glaube weder an ein erstaunliche Heilwirkung eines wunderbaren Allheilmittels, noch an das Gegenteil. Sicher ist, dass man sehr vorsichtig bei der Benutzung von potenziertem Blut aus Krebsfällen sein muss. Verschlechterungen sind zu befürchten. Wir sind aber auch Zeugen wundervoller Besserungen geworden. Es ist notwendig,

dass wir in der Lage sind, den wirklichen homöopathischen Grundbestandteil aus dem Blut zu isolieren, der dann fähig ist, eine heilende Wirkung zu erzielen; ein Bestandteil, der herausgefiltert werden sollte, aber leider durch andere Substanzen und Kräfte unwirksam gemacht wird. Unserer Meinung nach sind klinische Erfahrungen die einzige Möglichkeit, um die Ergebnisse dieser Methode zu beurteilen, und nicht philosophische Betrachtungen, die im Voraus erdacht wurden. Seitdem zieht J. Roy die *Isopathie mit jungem und gesundem Blut* vor. Wir haben damit keine persönliche Erfahrung. Jetzt scheint sich das Blatt mehr zur Organopathie zu wenden. Auf die gleiche Weise hat Guild früher Serumimpfstoffe mit unterschiedlichen Ergebnissen angewendet.

6) Rubens-Duval hatte die Idee, Globulinextrakte von Karzinomen zu benutzen. Dies ist seine *Eiweißtherapie*, die er selbst in seiner Veröffentlichung beschreibt. Seine Ergebnisse sind sehr ermutigend und eindrucksvoll, und die angezeigten Dilutionen sind klar homöopathisch.

7) Cuvier und Carrere haben kürzlich erneut die Frage der Behandlung mit Tumorausscheidungen aufgeworfen und einige sehr interessante Ergebnisse erzielt. Sie sind damit vielen anderen Autoren gefolgt.

B) Unspezifische Methoden

1) Psorinum wird von Homöopathen häufig bei Krebs oder im präkanzerösen Stadium als Konstitutionsmittel angewendet.

2) In England haben Bach und Dishington Nosoden angewendet, die sie aus Kulturen von Eingeweideorganismen gewonnen haben, welche keine Laktose vergären; *Gaertner, Morgan, Dysentericus* und *Proteus* werden vorgeschlagen. Hier ihre Indikationen:
Bei Karzinom: *Morgan* und *Dysentericus*
Bei Sarkom: *Morgan* und *Gaertner*

Der Gaertner-Bazillus scheint klar bei *verhärteten Tumoren* zu wirken, insbesondere im Bauchraum, wenn im Stuhl diese Organismen nachzuweisen sind. Vorzugsweise wird die 30. Potenz benutzt.

In anderen Krebsfällen scheint *Proteus* besonders angezeigt zu sein. In Frankreich haben wir mit diesen Arzneien wenig Erfahrung; die Organismen, die sie im einzelnen betrachten, lassen sich zudem selten in den Eingeweiden unserer Landsmänner nachweisen, außer in Fällen von bakterieller Dysenterie.

3) Schlegel aus Tübingen benutzt bei Krebs oft *Tuberculinum* und *Syphilinum*. Cooper benutzte auch *Tuberculinum*. Auf ähnliche Weise, abhängig von Ätiologie oder Terrain, sind *Medorrhinum* (Nosode aus Gonokokkeneiter) und *Malandrinum* (Nosode aus der Pferdemauke; Cooper gab sie bei Krebs an) verschrieben worden.

4) Von philosophischen und metaphysischen Gedanken ausgehend, hat Rudolf Steiner beobachtet, dass die Mistel (*Viscum album*) eine spezifische Arznei bei Krebs sein müsste. Das ist der Grund, warum Antroposophen, auch Kaelin, verschiedene Mistelarten bei Krebs benutzen. Die erreichten Ergebnisse sollten sehr ermutigend sein. Das Blut des Patienten wird allmählich verdünnt und steigt an einem Stück Filterpapier hinauf; auf dem Höhepunkt des Anstiegs beschreibt er verschiedene Figuren, die anzeigen, ob Krebs vorliegt oder nicht und auch den Schweregrad. Mistelpotenzen sind in der Lage, diese Ergebnisse so zu verändern, dass die natürliche Form wieder hergestellt wird. Man verwendet eine Verdünnung der Pflanze von 50/100 und gibt sie in fortschreitend zunehmender Dosierung von 1-28. Dies steht im Gegensatz zur klassischen Homöopathie. Wir kennen die Wirkung von *Viscum album* nur bei Nierensklerose und Bright'scher Krankheit mit Bluthochdruck. Es wäre nötig, Kaelin's Erfahrungen wieder aufzugreifen. Ich hatte die Ehre, bei dieser Arbeit in Arlesheim 1929 teilnehmen zu dürfen, und es erschien mir sehr interessant. Berichte dazu erschienen in der Zeitschrift „Natura".

Zusammenfassung

Wie sollen Krebsfälle in der heutigen Zeit behandelt werden? Lassen Sie uns kurz darstellen, wie ein moderner Homöopath einen Krebspatienten behandeln kann und soll, immer wenn eine medizinische Behandlung nötig oder nur möglich ist.

1) Das präkanzeröse Stadium:

Bei jedem Patienten über 40 Jahre sollte man systematisch nach einer vorhandenen Krebsneigung suchen. Gab es Krebsfälle bei den Eltern oder in der Familie? Dieser Punkt ist sehr wichtig, wie wir schon gezeigt haben, und dessen Aufnahme wir bei der systematischen Anamnese niemals versäumen dürfen.

Gab es eine Syphilis oder Gonorrhoe, wiederholte Impfungen oder sogar frühere *psorische, tuberkulinische* oder *tuberkulöse* Zustände? Alle diese krankhaften Erscheinungen äußern sich oft in unterschiedlichen Schweregraden; die beiden ersten machen besonders für Bösartigkeit empfänglich. Gibt es bestimmte Zeichen des präkanzerösen Stadiums wie z.B. gelbe Flecken auf der Haut, Naevi (Zeichen von *Thuja*) oder auch einen gestörten Geisteszustand durch die krankhafte Angst vor Krebs? In Wirklichkeit sind diese Symptome aber wegen ihrer Häufigkeit von eingeschränktem Wert, oder besser noch müssen wir heutzutage alle Patienten als präkanzerös betrachten, wenn sie herangewachsen sind. Krebs ist bestenfalls eine Klippe, die alle zwangsmäßig zu einer bestimmten Zeit des Lebens erklimmen müssen und von der die Unglücklichen manchmal fallen. . . .
Entgegen aller Behauptungen kann Krebs unglücklicherweise sehr wohl bei Personen auftreten, die sorgfältig oder regelmäßig beobachtet werden. Es ist viel wichtiger, die allgemeine Vitalität des Menschen richtig einzuschätzen.

Fürchten müssen wir Krebs nach einer Phase ausgeprägter *Schwäche*, allgemeiner oder lokalisierter Atonie in dem empfänglichen Bereich, der den gefürchteten Tumor präsentieren kann, Leberinsuffizienz mit Verhärtung und Schwellung des Organs, und Veränderungen im Verhalten und der äußeren Erscheinung des Patienten, der krumm geht, der fahl wird und tief eingekerbte Gesichtszüge hat. Man muss einen Krebs im Bauchraum befürchten, der mit übermäßiger und hartnäckiger Ausdehnung des Abdomens erscheint, mit Verlust an Elastizität und Widerstand des Gewebes bei der Palpation und einem eingeschränkten Perkussionsschall. Aber all dies ergibt nur ein unbestimmtes Bild. Es richtet die Aufmerksamkeit eher *intuitiv* auf die Annahme eines drohenden Krebses als durch logische und sichere Beweisführung. Wir sind deshalb der Meinung, dass einfach die *Abmagerung* eines der besten Zeichen ist. *Wir sollten den fortschreitenden und unerklärlichen Gewichtsverlust bei jeder Person zwischen 40 und 50 und älter fürchten.* Dies zeigt eine allgemeine Intoxikation als Vorstufe zu einem tast- und fühlbaren Tumor an. Das von uns so genannte präkanzeröse Stadium beinhaltet außerdem größtenteils schon eine mikroskopische Tumorexistenz in Form von einigen wenigen entarteten Zellen.

In diesen Fällen wäre es sehr hilfreich einen Maßstab bei Laborwerten zur Verfügung zu haben. Hier könnte der Douris- und Mondain-“*Bluttropftest*“ sehr hilfreich sein.

Die Behandlung sollte aus der Verschreibung des Konstitutionsmittels und der äußerst sorgfältigen allgemeinen Drainage des Patienten bestehen. Die Ergebnisse werden meist außergewöhnlich gut sein. In Wirklichkeit wird es unmöglich sein, den Beweis anzutreten, dass man in der Lage war, einen nur hypothetischen Krebs beim Patienten zu vermeiden; aber der allgemeine Eindruck besteht zugunsten der günstigen prophylaktischen Wirkung auf diese Geißel.

2) Krebs

Die unzweifelhaften Krebsfälle sollten wir ohne große Hoffnung, aber mit absoluter Zähigkeit behandeln. Wenn wir sie auch fast nie heilen können, sollten wir doch wenigstens hoffen können, *dass wir recht häufig ein gewisses, mehr oder weniger stabiles Gleichgewicht zwischen Patient und seiner Krankheit erzielen können*. Dies bedeutet manchmal eine Überlebenszeit von 5,6,10 oder mehr Jahren.

Einer unserer Freunde hatte auf diese Weise Erfolg, indem er sich eine seiner Bediensteten zwölf Jahre lang bewahren konnte. Sie hatte einen generalisierten und unheilbaren Brustkrebs mit Befall von vielen Lymphknoten. Solche Fälle sind nicht selten. Wir selbst haben in zehn Fällen von bösartigem Brusttumor, in zwei Fällen von Hautkrebs und in drei Fällen von Magenkarzinom solche Erfolge erzielt. Die Hälfte dieser Patienten lebt immer noch. Einige wurden sechs oder sieben Jahre von uns behandelt. Die Tumore sind zwar immer noch vorhanden, sind aber in ihrer Größe mehr oder weniger verkleinert oder gleichgroß geblieben. Wichtig aber ist, dass die Patienten leben. Wir wissen nicht, ob das noch für lange Zeit andauern wird, aber solche Ergebnisse sind allesamt ermutigend, obwohl sie unbeständig und sogar selten, im Vergleich zur Gesamtheit der behandelten Fälle, sind.

Unserer Meinung nach muss die *Gewichtskurve*, wie bei Tuberkulose, als erstes korrigiert und berücksichtigt werden. Der Patient sollte jede Woche gewogen werden. Diese Kurve wird die Wiederholung des Konstitutionmittels oder der Nosoden regeln. Ebenso sollte der Douris- und Mondain-“ Bluttropftest“ regelmäßig durchgeführt werden. Die Gewichtskurve wird uns sehr schnell die Ergebnisse und auch zu erwartenden Hoffnungen der durchgeführten Behandlung mitteilen.

Wir sollten uns um die Psyche unserer Patienten kümmern. Wir sollten absolut vermeiden, ihnen etwas über ihre Erkrankung mitzuteilen; wir sollten sie vor psychischen und emotionalen Erschütterungen schützen.

Der Patient sollte viel gesunde Nahrung bekommen. Diese sollte reich an Vitaminen, wenig gewürzt und arm an stickstoffhaltigen Anteilen sein. Schön hergerichtete Mahlzeiten werden den Appetit anregen. Dieser Punkt ist zur Gewichtszunahme sehr wichtig.

Die Konstitutionsmittel und Nosoden sollten vorsichtig und in seltenen Wiederholungen (im Durchschnitt C 200 alle 10-20 Tage, C 1000 alle 15-

40 Tage) wie die spezifischen Arzneien nach den Methoden von Nebel, Rubens-Duval, usw. verordnet werden.

Gleichzeitig sollte man dem Patienten die genau ausgewählte homöopathische Arznei geben und für Drüsen, Körperflüssigkeiten, Zellen und Gewebe eine *kluge Drainage* einsetzen. Der Patient muss remineralisiert werden.
Die Behandlung des Allgemeinzustandes darf nicht auf Kosten der lokalen Erscheinungen gehen. Wann immer möglich, sollten in Urtinktur getränkte Kompressen einer gut gewählten Arznei aufgelegt werden.

Der Patient sollte mit großer Sorgfalt beobachtet werden, um die kleinsten Veränderungen seines Zustandes zu sammeln. Wenn wir so arbeiten, können wir bestimmt einen großen Teil dieser Patienten vor Leiden bewahren und ihren Tod erleichtern. In gewissen Fällen können wir das Leben verlängern, in anderen, wahrhaftig seltenen Fällen, können wir vielleicht die Freude einer unvorhergesehenen Heilung erzielen - wer weiß?

Den Patienten zu betreuen, ohne Sektierertum und ausschließlich um zu heilen; immer bereit zu sein, jede Methode, die schon klare Ergebnisse erbracht hat, alt oder neu, verführerisch oder ernstzunehmend, fremdartig oder natürlich, anzuwenden; gemäß den allgemeinen Prinzipien, den abstrakten oder philosophischen Ideen, um einen Leitstern für die Richtungsweisung zu haben - aber das letzte, entscheidende Wort wird durch die Kunst gesprochen. Meide den Reiz der Träume von unwahrem Okkultismus, vertraue nur dem zuverlässigen und gleichbleibenden gesunden Menschenverstand. Dies sollen unsere Führer bei der Behandlung unserer Patienten sein, bei Krebs und anderen Erkrankungen, mit Gewissenhaftigkeit, Geduld und Beharrlichkeit.

Einige Krebsarzneien und ihre Indikationen - A.H. Grimmer, M.D.

Je mehr ich mich mit Krebs beschäftige und je mehr ich für Krebs verschreibe, um so mehr bin ich davon überzeugt, dass unsere Ergebnisse um so besser werden, je eher wir mit der Behandlung von Krebs beginnen. Manchmal erreichen wir in weit fortgeschrittenen Fällen erstaunliche Ergebnisse, aber das sind Ausnahmen und weit entfernt vom Normalfall. Wir verringern ihre Schmerzen und Leiden, verbessern ihre allgemeine Gesundheit und verlängern ihre Tage; daran besteht kein Zweifel. Was die Heilung betrifft, so ist sie in fortgeschrittenen Fällen sehr selten.

In frühen Fällen, bei denen wir gerade erst einen Anfangszustand haben, mit schon beginnender Kachexie und ersten Schmerzen, und in einigen Fällen, die schon ein wenig beginnende pathologische Veränderung zeigen - kleine Knoten in der Brust und charakteristische Einbeziehung der Drüsen - werden Sie staunen, was eine sorgfältige Verschreibung in den meisten dieser Fälle tun kann.

Krebs ist ein Zustand, die Folge einer sehr schwachen Verfassung, um die Sprache von Dr. Kent zu benutzen, der unzweifelhaft aus allen Miasmen plus Drogen, Impfstoff und anderen Störungen zusammengesetzt ist. Ich bin davon überzeugt, dass alle diese Faktoren zum Krebswachstum beitragen. Die Behandlung der „alten Schule" ist noch genau wie vor 20 Jahren, trotz der Tatsache, dass ihre Verluste erschreckend sind. Sie haben einige scheinbar außergewöhnliche Heilungen erzielt. In meiner Praxis habe ich niemals die Heilung von Krebs durch eine dieser Methoden beobachtet; aber ich habe gesehen, dass viel Schaden angerichtet wurde. Ich glaube, dass sie das Leben des Patienten verkürzen, und dass sie uns die Möglichkeit nehmen, eine homöopathische Arznei erfolgreich zu verschreiben, wie z.B. *Bellis perennis* oder *Cadmium jodatum*. Man braucht ein Antidot gegen Radium- und Röntgenstrahlen in hoher Potenz. *Cadmium jodatum, Acidum fluoricum* und *Silicea* sind meine besten Arzneien bei den schmerzhaften Folgen von Radiumverbrennungen gewesen. Wie Sie wissen, verursachen beide eine Aufhebung der kapillaren Durchblutung.

Die große Schwierigkeit in fortgeschrittenen Krebsfällen ist die Unmöglichkeit, therapeutisch wertvolle Symptome des Patienten zu bekommen. Sie haben pathologische Veränderungen und alle üblichen damit zusammenhängenden Symptome, die aber für eine gute homöopathische Verschreibung nicht ausreichen. Diese Symptome berichten über den Krebs, aber nur sehr allgemein über eine Gruppe von Arzneien.

Die Experimente von Crile und seine Theorie über bipolare Lebensprozesse haben mich sehr interessiert. Er stellt fest, dass die Krebszelle von ihrer normalen bipolaren Ladung eine Veränderung zu positiver Ladung durchmacht. Genau das finden wir bei unseren elektronischen Reaktionen auch heraus. Nicht nur die Krebszelle ist positiv, sondern der gesamte Blutstrom des Patienten ist, wenn Krebs vorherrscht, elektromagnetisch positiv. Wo sich gemischte Miasmen einschalten und wo Sykose und Syphilis mit Krebs gemischt sind, wissen wir, dass andere Polaritäten vorhanden sein könnten.

Meine Erfahrung zeigt, dass es keinen Krebsfall ohne tuberkulinischen Hintergrund gibt. Der Krebs wächst auf einem tuberkulinischen Boden. Dieses Miasma hat die Verschmelzung aller anderen Miasmen zur Folge.

Oft stehen einem nur pathologische Veränderungen zur Verfügung. In diesen Fällen muss man in der Patientengeschichte soweit wie möglich zurückgehen. Von der Geburt an muss man Schritt für Schritt seine Erkrankungen, Reaktionen auf Umweltbedingungen, den Werdegang von Dingen, die sich durch einen Unfall ereignet haben, und andere Reizungen - einschließlich Impfungen und Impfseren - herausfinden. Am besten noch zusätzlich die Geschichte der unmittelbaren Vorfahren und seines engeren Familienkreises.

Wir sind alle mit den rohen Tierexperimenten vertraut, die Dr. Maud Sly von der Universität in Chicago durchgeführt hat; sie ist in der Lage gewesen, Krebs in Mausfamilien zu züchten und außerhalb der Mausfamilien einfach durch gezielte Paarung. Diese Fakten legen die ererbte Ursache als Grundursache fest, und viele unserer allopathischen Freunde sind bereit, dies anzuerkennen; viele von ihnen, nicht alle, nehmen diese Ergebnisse als Beweis dafür, dass die Anfänge von Krebs, dessen Grundlage oder zumindest die Tendenz der Zellen dazu, ererbt ist. Ich selbst ziehe die Benutzung des Wortes „Tendenz" vor; ich glaube nicht, dass jemand an Krebs sterben muss, nur weil Vater oder Mutter Krebs hatten. Er hat diese Tendenz zu Krebs, und genau das muss man beim Studium eines Falles, auf der Suche nach einer Arznei, bedenken. Dies gilt besonders in solchen Fällen, die einer Verletzung folgen. Hier war der Patient vorher bei guter oder robuster Gesundheit, und plötzlich erscheint nach einem Trauma eine Geschwulst in der Brust, die in einigen Fällen schmerzhaft ist, und in einigen nicht. Für solche Fälle haben wir zwei *wundervolle* Mittel. Es gibt zwar noch andere, aber diese beiden sind die herausragenden Arzneien, die des Studiums und der Betrachtung wert sind.

Die eine Arznei ist *Bellis perennis*. Hier ist mehr oder weniger Entzündung und Empfindlichkeit vorhanden, ganz ähnlich wie bei *Arnica*; aber bei Bellis haben wir die Drüsenbeteiligung, die bei *Arnica* nicht so auffällig ist. *Bellis perennis* ist *Arnica* vorzuziehen.
Die andere Arznei, mit der ich den meisten Erfolg hatte, ist *Conium maculatum*. Angewendet wird sie in Fällen von eingeschrumpfter Brust mit beginnender Schwäche und allgemeinen Symptomen der Auszehrung. Im Allgemeinen zeichnet sich der größte Teil der Fälle durch Schmerzlosigkeit aus, oder wenigstens erscheint der Schmerz nicht gleich am Anfang. Ich habe ein paar schmerzhafte Fälle gesehen, aber diese waren schon weit fortgeschritten, bevor der Zusammenfall begann. Dies sind meine zwei besten Arzneien.
Wenn Sie unsere Krebsrubriken zur Hand nehmen und die Lokalisationen von Krebs durchgehen, werden sie überall, wo immer unsere geprüften Arzneien Zustände geheilt haben, durchgehend *Carbo animalis, Carbo vegetabilis* und *Graphites finden.* Dies sind die häufigsten Arzneien, die durch die verschiedenen Regionen völlig durchgehen.

Das Kent'sche Repertorium gibt 54 Arzneien bei Krebszuständen an. Ich werde sie nicht alle vorstellen, da Sie selbst in der Lage sind, an diese Informationen heranzukommen; aber hiermit ist unsere Liste keineswegs erschöpft. Wenn Sie *Clarke's „Dictionary of Materia Medica"* durchgehen, werden sie über die große Zahl anderer Arzneien erstaunt sein, die mehr oder weniger bewiesen haben, einige Krebsarten gebessert oder geheilt zu haben.

In fortgeschrittenen Fällen, bei denen viel pathologische Veränderung und Gewebszerstörung vorhanden ist, bin ich mit der Gabe zu hoher Potenzen sehr vorsichtig. Ich ziehe niedrige Potenzen vor, wie z.B. D 6, D 12 oder D 30. Man erzielt bessere Ergebnisse und hat nicht diese schrecklichen Verschlimmerungen höherer Potenzen; wenn ein Fall unheilbar sein sollte, werden Sie den Patienten schneller in den Tod treiben. Wenn der Fall nicht unheilbar ist, die Arznei ähnlich genug ist und in den niedrigen Potenzen gegeben wird, werden sie das Gleichgewicht wieder herstellen, den Schmerz verringern und dem Patienten das Wohlbefinden zurückgeben, so dass es ihm viel besser geht. Bei einem Fall an der Grenze der Heilbarkeit, können Sie einfach eine höhere Potenz der niedrigeren folgen lassen.

In frühen Fällen zögere ich nicht, die Arznei in hoher Potenz zu geben und erwarte, dass der Patient die Verscrilimmerung überlebt. Antwortet der Patient nach dieser verlängerten Verschlimmerung, haben sie eine gute Chance den Fall zu heilen.

Soweit zur allgemeinen Betrachtung dieses Themas.

Carbo animalis ist eine Arznei für Drüsen, und manchmal könnten Sie Schwierigkeiten haben, es von *Conium* zu unterscheiden. Die Pathologie ist sehr ähnlich, aber es gibt eine kleine Unterscheidung: im allgemeinen hat *Carbo animalis* eine purpurartige Farbe, insbesondere um den Brustbereich. Bei den Allgemeinsymptomen gibt es noch andere Unterscheidungen, wenn sie sich durch die Vergangenheit des Patienten arbeiten; aber diese Fälle aufzunehmen ist wirklich mühsame Arbeit.

Graphites passt besonders in Fällen, bei denen die Brust aufgeschnitten wurde. Die Narben dieser aufgeschnittenen Brüste werden häufig einen Fall offenbaren, bei dem einem *Graphites* mit seiner Wirkung viel Freude bereiten wird. Dr. Kent dachte, dass *Graphites* von allen die beste Arznei bei Brustkrebs wäre. Er hatte großes Vertrauen in die Möglichkeiten dieser Arznei.

Silicea war eine andere der Arzneien, die er anwendete, wenn der Zustand nicht zu weit fortgeschritten war. Vor ein paar Jahren zeigte er mir einen Fall einer 75 Jahre alten Dame, die einen aufgebrochenen Brusttumor hatte, schlimm aussehend, sehr schmerzhaft und mit viel Eiter. Dieser Patientin wurde *Silicea* C 10.000 gegeben. Es folgte eine beängstigende Verschlimmerung; die gesamte Brust schorfte ab und verheilte dann perfekt - hervorragende chirurgische Arbeit, erledigt durch ein homöopathisches Mittel. Die alte Dame lebte noch 5 Jahre und starb später an Pneumonie.

Es gibt ein paar Arzneien, die ich erwähnen möchte und die, soviel ich weiß, nicht im Repertorium stehen. Eine ist *Lac caninum*. Sie werden erstaunt sein, was *Lac caninum* in Fällen tun kann, bei denen eine Brust amputiert wurde. Als ich vor vielen Jahren Student am Hahnemann College war, assistierte ich in Dr. Kent‘s Sprechstunde. Sehr häufig überließ er mir die ganze Sache. Eine Patientin erschien mit einer kleinen, schmerzhaften Geschwulst in einer Brust. Es gab keine Symptome, bis wir in der Geschichte der Patientin Folgendes fanden: Ein paar Monate bevor sie zu uns kam, war sie häufig in einem anderen Krankenhaus. Durch einen übereifrigen, sehr bekannten Chirurgen, den sie aufsuchte, wurde die Brust amputiert und alle Drüsen entfernt - eine sehr schöne Operation, für die er $ 1500 verlangte. Um diese Rechnung bezahlen zu können, musste ihr Mann sein kleines Klempnereigeschäft aufgeben. Interessant für uns ist, dass sich ein paar Monate später auf weitgehendst gleiche Weise ein kanzeröser Zustand in der anderen Brust entwickelte: eine Geschwulst mit ganz den gleichen Symptomen erschien. Sie wollte sich nicht operieren lassen, und ich versicherte ihr, dass, meiner Meinung nach, eine Operation nicht nötig sei. Die Symptomatologie sprach für *Lac caninum* und ich gab es in der C 1.000. Das Ergebnis war erstaunlich. In ein paar Monaten war das Ding verschwunden, die Gesundheit der Frau war tadellos, und in den folgenden zwei Jahren kam sie ab und zu vorbei, um uns den Erfolg der Therapie zu zeigen. Sie können sich ihre Gefühle vorstellen, als sie unsere Arbeit mit der des Chirurgen verglich. Sie wollte uns viel mehr bezahlen als wir verlangten. Wir bestanden darauf, dass sie den geringen Betrag, den die Klinik von jedem verlangt, bezahlt und versicherten ihr, dass wir als Ärzte nichts anderes annehmen könnten. Sie kam kaum über die Tatsache hinweg, dass sie für ein paar Cents eine soviel bessere Arbeit bekommen hat als von dem großen Chirurgen.

Vergessen Sie *Lac caninum* in den Fällen nicht, bei denen zuerst die eine Brust und dann die andere betroffen ist. Natürlich müssen Sie vielleicht *Lycopodium* oder *Lachesis* einsetzen. Diese beiden Mittel sind auf der Liste von Dr. Kent‘s höhergradigen Krebsarzneien.

Die Liste ist in den Repertorien zu finden, und ich glaube, Sie haben nicht die Erwartung, dass ich mir die Zeit nehme, sie vorzutragen. Ich erwähnte *Silicea.* Da sind *Arsenicum, Mercurius corrosivus, Cadmium, Phosphorus. Kalium bichromicum* ist öfter bei echtem Magengeschwür angezeigt; ich fand es bei echtem Krebs nicht ausgesprochen passend, aber wenn es Beziehung zu dem Fall hat, kommt es unzweifelhaft in Frage; aber *Arsenicum* erscheint durchgehend in allen Krebsstudien. Wo immer im Körper sich Krebs entwickelt, darf man die Pathogenese von *Arsenicum* nicht übersehen. *Arsenicum* hat alles, was mit Krebs zu tun hat, aber nach meinen Erfahrungen ist es besonders bei Fällen des Magens, des Darms und der Haut angezeigt; bei Magen- und Darmfällen ist *Arsenicum* eine herausragende Arznei. Sie kennen alle seine Anzeigen: Den Patienten geht es > durch warme und < durch kalte Getränke, und natürlich haben sie die Schwäche. Warme Getränke sind meist das Einzige, was die Patienten vertragen können, das genaue Gegenteil von *Phosphorus. Phosphorus* ist eher geeignet bei Blutungsneigung.

Mercurius corrosivus hat eine deutliche, eigene Symptomatologie und ist eine führende Arznei. Ich habe es viele Male übersehen, wenn es die bessere Arznei gewesen wäre. Wir würden zweifellos bessere Ergebnisse erzielen, wenn wir es nicht so oft unbeachtet ließen.

Hier noch ein Gedanke: Wenn Sie bei ihrer ersten Verordnung das ähnlichste Mittel finden und nicht zu viele Arzneien versuchen müssen, bis der Fall durcheinandergeraten ist, dann sind Sie um vieles besser daran, und die Chance für den Patienten ist stark erhöht. Deshalb ist es so wichtig, die Indikationen zu bekommen, auch wenn sie noch so dürftig sind.

Wir alle kennen die Giftwirkungen von *Mercurius corrosivus* und was es im Darmtrakt und an lebenswichtigen Organen anrichtet. Sie alle kennen die belegte Zunge, den Geruch und das Schwitzen.

Plumbum ist noch eine Arznei, die - wie ich sehe - Dr. Kent übersehen hat, die aber den Arzt, der sie benutzt, manchmal belohnt. Ich habe *Plumbum* einige wunderbare Arbeit tun sehen, wenn die charakteristische Verstopfung, Schwäche und Abmagerung vorhanden war.

Dr. Kent lobt *Alumina* sehr und erwähnt es häufig. Die Symptomatologie von *Alumina* hat viel von *Plumbum*. Die Ärzte, die uns soviel über seine Gefahren berichtet haben, wussten worüber sie sprechen; es ist ein heimtückisches und schädliches Ding. Es kann Jahre dauern, bis sich die *Alumina*-Verstopfung entwickelt hat, aber bei einem anfälligen Patienten wird sie sich entwickeln und Sie werden das wahre Bild von Krebs haben - Anämien, Neuralgien, die eigentümliche Art von Verstopfung und die Teillähmung, die damit zusammenhängt. Die besten Ergebnisse erzielt man meiner Erfahrung nach mit *Alumen* und *Alumina silicata*, die ich häufig nutzbringend eingesetzt habe.
Blasenkrebs ist eine der sehr schwierigen Krebsformen. In dieser Rubrik sind einige einzigartige Arzneien. Einige werden in der allgemeinen Rubrik nicht erwähnt, aber die meisten Mittel der allgemeinen Rubrik gehen durch in Verbindung mit einigen dieser anderen Arzneien. In dieser Rubrik sind 34 Mittel: *Apis, Argentum metallicum, Arsenicum, Arsenicum metallicum, Asterias* (eine Seearznei, die auch ein gutes Brustkrebsmittel ist, wenn die Symptome vorhanden sind), *Aurum arsenicicum, Badiaga, Belladonna* - wer hat schon an *Belladonna* bei Krebs gedacht? Aber Belladonna wirkt tief genug, um auf einige Krebsformen einzuwirken, wenn die Symptome stimmen; übersehen Sie das Mittel nicht. Wir neigen dazu,

an Arzneien wegen ihrer Tiefe zu denken, aber Dr. Farrington hat gekonnt über die chronische Seite von *Aconitum* und *Belladonna* gesprochen. *Belladonna* ist eine Arznei, die sich als nützlich erweisen könnte; sie wird den Fall vielleicht nicht heilen, aber sie wird den Weg so ebnen, dass eine andere Arznei, vermutlich eins der *Calcium*-Salze, folgen kann.

Bromum, Bufo - ich hatte einige interessante Erlebnisse mit Bufo, dem Gift der südamerikanischen Kröte. Ich habe einen Krebsfall im Spätstadium beobachtet, bei dem die Brust vollständig infiltriert war. Die Frau war in schlechtem Zustand, offensichtlich im Sterben. Unter *Bufo* erwachten die Lebensgeister wieder, die Brust öffnete, entleerte und häutete sich, ganz ähnlich wie bei dem *Silicea*-Fall von Dr. Kent. Die Frau lebte noch 4 Jahre, sie starb aber letztendlich an Krebs ohne große Schmerzen und Beschwerden, war aber eine gewisse Zeit bettlägerig.

Acidum carbolicum, Congo red im Fettdruck. Ich habe hier nur eine Arznei zu ihrer Betrachtung und Darstellung eingefügt. *Congo red* wurde einmal durch den verstorbenen Dr. Abrams aus San Francisco angewendet; es ist ein Färbemittel, aber trotzdem ist es eine kräftige Arznei bei Brustkrebs und bei einigen Zuständen der Blase.

Condurango, Graphites, Hepar, Hydrangea, Lycopodium, Mercurius und Mercurius jodatus flavus, Acidum nitricum, Acidum oxalicum, zwar nicht von Dr. Kent erwähnt, aber ich selbst habe es in einigen Fällen mit außerordentlichen Schmerzen als nutzbringend kennengelernt.

Phosphorus, Phytolacca, Psorinum, Sanguinaria, Sepia, Silicea und Sulfur. Zwei weitere Mittel möchte ich dieser Liste gern noch hinzufügen: *Thuja und Sabal serrulata.*

Sabal serrulata hat, wie Sie wissen, eine Fülle heftiger Harnsymptome. Dr. Boger machte einmal die Aussage, dass es eine hervorragende Arznei bei Prostatakrebs ist.

Für Hautkrebs haben wir nur 16 Mittel, die von Dr. Kent aufgelistet wurden, aber denken Sie daran, dass das den Verschreiber nicht einschränkt;

dies jedoch sind die Mittel, die als erstes studiert werden müssen. Wenn sie die Symptome bekommen, können sie jede wirklich angezeigte Arznei ohne Risiko geben. *Argentum nitricum, Arsenicum, Arsenicum jodatum, Bufo, Chromium, Hydrastis, Kreosotum* (noch ein Kohlenstoff), *Lachesis;* und wenn wir zu den weiblichen Genitalorganen kommen, zeigt sich, dass *Kreosotum* und jedes einzelne der Kohlenstoffe in Fettschrift durchgeht. *Phosphorus, Phytolacca, Sepia, Silicea, Sulfur.*

Eine Arznei in der Rubrik Sternumkrebs ist *Sulfur*. Meiner Meinung nach geht *Arsenicum sulfuratum rubrum* in diesem Fall weiter als *Sulfur*.

Fungus haematodes: *Arsenicum, Calcium carbonicum, Carbo animalis, Carbo vegetabilis, Kreosotum, Lachesis, Lycopodium, Mercurius, Natrium muriaticum, Acidum nitricum, Phosphorus, Pulsatilla, Sepia, Silicea, Sulfur, Thuja; fügen Sie noch Sabal serr.* hinzu.

Nun die Fälle des Magen-Darmtraktes. Uns stehen eine Reihe von Arzneien zur Verfügung. Sie sind Zusätze zu dem, was in unseren Repertorien und unserer Literatur steht, die ich selbst klinisch geprüft habe. Ich wünschte, ich hätte mehr Symptome. Leider kann ich nur die manchmal doch recht dürftigen Symptome angeben.

Vergessen Sie die *Cadmiumsalze* nicht. Ich erreiche immer noch viel Gutes mit ihnen. Ich freue mich berichten zu können, dass ein halbes Dutzend Personen bei unterschiedlichen Veranstaltungen zu mir gekommen ist. Einer sagte: „Herr Doktor, ich möchte ihnen danken, dass sie mir diese *Cadmiumsalze* vermacht haben. Seit ich ihren Artikel gelesen habe, heilte ich 50 Fälle von Magen- Darmgeschwüren und einige Krebsfälle mit *Cadmium*". Ich habe davor gewarnt, etwas wie dies routinemäßig zu verschreiben. *Cadmium ars.* und *Cadmium phosphoricum* sind zwei Zubereitungen, die ich als besonders wirksam gefunden habe. Diese entsprechen jenen Fällen, bei denen die Drüsen miteinbezogen sind, und sie sind sehr gute Mittel. Sie werden wirklich belohnt werden, wenn sie die meisten *Cadmiumsalze* studieren. *Cadmium jodatum* ist eine Arznei, die häufig einen Fall wieder in Ordnung bringt, der durch Radium verbrannt wurde.

Vier Arzneien bei Krebs am Penis: *Arsenicum, Belladonna, Carbo animalis, Carb. sulf.* Diese sind oft angezeigt. Es gibt noch ein paar mehr: *Chromium, Phosphorus, Phytolacca, Silicea, Spongia, Thuja.*

Epitheliom: *Carbo animalis, Phosphorus.*

Szirrhus: *Carbo animalis, Alumina.*

Hodenkrebs: *Spongia.* Ich selbst habe *Acidum oxalicum* weit überlegen gefunden, besonders wenn große Schmerzen vorhanden sind.

Uteruskrebs: Wir haben 50 Arzneien, und es macht keinen Sinn, diese zu wiederholen. Aber wir haben die Kohlenstoffe, die *Arsenverbindungen, Bufo* und *Chromium*, die in der gleichen Rubrik durchgehen. Es mag hier und da ein paar Zusätze geben, aber es sind sehr wenige und von niedriger Wertigkeit.

Krebs der Vagina: *Kreosotum.* Glauben sie bitte nicht, dass dies die einzige Arznei ist, aber diese Aussage stammt von Dr. Kent.

Kehlkopfkrebs ist interessant: Es gibt nicht viele Arzneien: *Arsenicum, Acidum nitricum, Phosphorus, Sanguinaria, Thuja.*

Achselkrebs: *Asterias*

Krebs der Zunge und des Schlundes macht viel Mühe. Wir können sicher besseres tun als zu operieren. Ich war überrascht über die Anzahl der Arzneien, die Dr. Kent zusammengestellt hat. In dieser Rubrik finden wir *Apis, Alumina, Arsenicum.* Es wäre gut, Beiträge zu folgenden Arzneien zu schreiben: *Apis, Arsenicum, Aurum, Acidum benzoicum, Calcium carb., Carbo animalis, Causticum, Conium, Crotalus horridus, Hydrastis, Kalium chloricum; Kalium cyanatum* ist eine gute Arznei und hat in der Literatur einen recht guten Ruf, da sie einige Fälle geheilt hat; *Lachesis, Acidum muriaticum, Acidum nitricum, Phosphorus, Phytolacca, Sepia, Silicea, Sulfur, Thuja.* Ich habe dieser Liste noch *Radium bromatum* hinzugefügt. Ich hatte mit *Radium bromatum* mehr zufriedenstellende Ergebnisse als mit jeder anderen Arznei.

Auch Rectumkrebs und -geschwüre stellen Sie vor eine schwere Aufgabe. In einigen dieser Fälle, wenn sie nicht zu weit fortgeschritten sind und Spezialisten nicht zuviel daran herumgepfuscht und geschnitten haben, können sie wirklich etwas tun. *Alumina, Calcarea, Causticum, Chamomilla* (eine Arznei in Fettdruck bei Rectumkrebs), *Carbo animalis, Hepar, Hydrastis, Kalium carbonicum, Jodum, Paeonia.*
Hämorrhoidale Zustände, die dazu neigen, kanzerös zu werden, wie eine Blume aus dem Rectum heraustreten, eine große Masse dunkelroter, extrem empfindlicher Hämorrhoiden am Rande der Bösartigkeit. Ich habe einen bösartigen Fall behandelt, den *Paeonia* lange Zeit am Leben gehalten hat, und die Patientin fühlte sich wohl, nachdem der Chirurg sie operiert hatte.

Petroleum, Phosphorus, Pulsatilla, Sarsaparilla, Syphilinum.

Es gibt eine Nosode, die ich hier weggelassen habe, *Carcinosinum*, Ich war mehr oder weniger enttäuscht von ihrer Wirkung. Allerdings hatte ich einige augenscheinliche Reaktionen, bei denen es ähnlich wie *Tuberculinum* und *Cancerinum* gewirkt hat. Es hat den Fall zwar nicht völlig geheilt, aber es hat die Wirkung der nachfolgenden Arznei erleichtert. Ich glaube, es sollte früh gegeben werden, um die besten Ergebnisse zu erzielen.

Lungenkrebs: Es gibt zwei Arzneien. Arbeiter in Kobaltwerken neigen sehr zur Entwicklung von Lungenkrebs. *Cobalt. mur.* ist eine sehr wirksame Zubereitung, die würdig wäre, richtig geprüft zu werden.

Schriftenreihe der Clemens von Bönninghausen-Akademie

Band 1

Die Heilung von Tumoren durch Arzneimittel
von John H. Clarke, M.D.
mit besonderem Hinweis auf die Krebsnosoden
(Übersetzung: Gerhard Risch)
Sanicula Aqua
(Übersetzung: Thomas von Reumont)

Band 2

Tumoren der Brust
Behandlung und Heilung von J. Compton Burnett, M.D.
(Übersetzung: Heinz Pscheidl)

Band 3

Die Heilbarkeit von Tumoren durch Arzneimittel
von J. Compton Burnett, M.D.
(Übersetzung: Gerhard Risch)

Band 4

Vakzinose und ihre Heilung mit Thuja,
nebst Anmerkungen über die Homöoprophylaxe
von J. Compton Burnett, M.D.
(Übersetzung: Ingo Torp)

Band 5

Die Venenerkrankungen
speziell Venosität, Varikozele, Hämorrhoiden, variköse Venen
und ihre Behandlung mit Arzneimitteln
von J. Compton Burnett, M.D.
(Übersetzung: Henner Kohl)

Band 6 *vergriffen*

Repertorium miasmatischer Symptome

von Yves Laborde

Band 7 *vergriffen*

Siebenhundert Kardinalsymptome

von J. W. Hutchinson, M.D.

(Übersetzung: Clemens Ginten)

Band 8

Zarte, zurückgebliebene, schwächliche und im Wachstum behinderte Kinder

von J. Compton Burnett, M.D.

(Übersetzung: Dr. med. Carsta Schumacher-Giese)

Band 9

Die Wechseljahre der Frauen • Organerkrankungen der Frauen

von J. Compton Burnett, M.D.

(Übersetzung: Regine Beckmann und Gerhard Risch)

Band 10

Die Lebererkrankungen

von J. Compton Burnett, M.D. (Übersetzung: Claudia-Maria Vorwerk)

Band 11

Die Gicht und ihre Heilung

von J. Compton Burnett, M.D. (Übersetzung: Kristina Drews)

Band 12

Erkrankungen der Haut

von J. Compton Burnett, M.D.

(Übersetzung: Karlheinz Reinke und Gerhard Risch)

Band 13 *vergriffen*

Dr. Skinners Hauptcharakteristika der Materia Medica - Teil 1

von John H. Clarke, M.D. (Übersetzung: Yves Laborde)

Radium als innerliches Mittel - Teil 2

von John H. Clarke, M.D. (Übersetzung: Gisela Pütz)

Band 14 *vergriffen*

Klinische Materia Medica der Krebsmittel in 3 Bänden - Teil 1

Aalserum - Hydrocotyle

von Yves Laborde

Band 15

Klinische Materia Medica der Krebsmittel in 3 Bänden - Teil 2

Ignatia - Ozon

von Dr. Wolfgang Mettler

Band 16 *vergriffen*

Klinische Materia Medica der Krebsmittel in 3 Bänden - Teil 3

Pankreatinum - Zincum

von Roland Methner

Band 17

Krebs und Krebssymptome

von R.T. Cooper, M.D.

(Übersetzung: Karl-Heinz Reinke)

Die homöopathische Behandlung von Krebs

von Dr. Fortier-Bemoville / A.H. Grimmer, M.D.

(Übersetzung: Antje Tippett)

Band 18 *vergriffen*

Die Heilmittel von Fiebern

von H.C. Allen, M.D.

(Übersetzung: Gerhard Risch)

Band 19

Die homöopathische Behandung oder fünfzig Gründe, warum ich ein Homöopath bin

von J. Compton Burnett, M.D.

(Übersetzung: Gerhard Risch)

Band 20

Die hereditären chronischen Krankheiten

von Yves Laborde und Gerhard Risch

Band 21 *vergriffen*

Fieber und Blutvergiftung, Ringworm, Natrium Muriaticum

von J. Compton Burnett, M.D.

(Übersetzung: Simone Andorfer-Stöhr und Heinz Pscheidl)

Band 22

Die Darmnosoden

von Dr. Wolfgang Mettler

Band 23 *vergriffen*

Bacillinum

von J. Compton Burnett, M.D.

(Übersetzung: Susanne Bewersdorf und Karlheinz Reinke)

Band 24 *vergriffen*

Studien über die Philosophie des Heilens

von CM. Boger

(Übersetzung: Anke Sagrudny)

Band 25 *vergriffen*

Die Homöopathische Verschreibung - „The Prescriber“

von John H. Clarke, M.D.

(Übersetzung: Erika Geiger und Ursula Sofie Stoebe)

Band 26

Erkrankungen der Milz

von J. Compton Burnett

(Übersetzung: Heinz Pscheidl)

Verlag Müller & Steinicke München